SUR QUELQUES POINTS

DE

PHYSIOLOGIE CHIRURGICALE DU MEMBRE INFÉRIEUR

COMME

INTRODUCTION A L'ÉTUDE DE LA COXALGIE

PAR

Louis MONNIER

Docteur en médecine de la Faculté de Paris
Ancien interne des hôpitaux de Paris
(Hospice d'Ivry, 1882. — Hôpital des Enfants-Malades, 1883.
Hôpital Saint-Louis, 1884. — Hôpital de la Pitié, 1885)
Médaille de bronze de l'Assistance publique

Avec six figures dans le texte

PARIS

G. STEINHEIL, ÉDITEUR

SUCCESSEUR DE H. LAUWEREYNS

2, RUE CASIMIR-DELAVIGNE, 2

1886

SUR QUELQUES POINTS

DE

PHYSIOLOGIE CHIRURGICALE DU MEMBRE INFÉRIEUR

COMME

INTRODUCTION A L'ÉTUDE DE LA COXALGIE

Td 127/314

DU MÊME AUTEUR

Note pour servir à l'histoire des hémorrhagies et des œdèmes dans le cours des lésions des centres nerveux, en collaboration avec M. le Dʳ RAYMOND, médecin des hôpitaux. — *Gaz. méd. de Paris*, 1882.

Large anthrax de la région dorsale. Fusée purulente dans le canal rachidien et infection purulente. Mort. — *Gaz. méd. de Paris*, p. 279, 1884.

Subluxation en haut et en dehors du métatarse gauche. — *Gaz. méd. de Paris*, p. 40, 1885.

Note à propos de deux observations pour montrer l'importance, au point de vue de l'intervention chirurgicale, des lésions viscérales. — *Gaz. méd. de Paris*, p. 472, 1885.

Quelques considérations sur le traitement des luxations de l'astragale, à propos d'un fait de ce genre. — *Gaz. méd. de Paris*, p. 616, 1885.

Luxation congénitale des deux fémurs. — *Bull. soc. anat.*, sc. 3 févr. 1882.

Athérome de l'artère pulmonaire. — *Bull. soc. anat.*, sc. 3 févr. 1882.

Végétations de la muqueuse uréthrale. — *Bull. soc. anat.*, sc. 3 févr. 1882.

Persistance du trou de Botal chez un adulte. — *Bull. soc. anat.*, sc. 3 févr. 1882.

Corps étranger de l'œsophage; œsophagotomie externe. Mort. — *Bull. soc. anat.*, sc. de juillet 1883.

Invagination intestinale. — *Bull. soc. anat.*, sc. 16 nov. 1883, et *Revue des maladies de l'enfance*, p. 127, 1884.

Tumeur de la paroi thoracique du creux axillaire (probablement une varice lymphatique), en collaboration avec M. Mercier. — *Revue des maladies de l'enfance*, p. 456, 1883.

De l'Ostéotomie cunéiforme et linéaire, en collaboration avec M. DE SAINT-GERMAIN, chirurgien de l'hôpital des Enfants-Malades. — *Revue des maladies de l'enfance*, p. 572, 1883.

Du redressement manuel dans les déviations rachitiques du membre inférieur, en collaboration avec MM. Vallin et Mercier. — *Revue des maladies de l'enfance*, p. 19 et 55, 1885.

Cephalematome situé sous le cuir chevelu et d'un volume énorme. — Hémophilie. Guérison. — *Revue des maladies de l'enfance*, p. 125, 1884.

Calcul vésical ; Taille hypogastrique. Guérison. — *Ibid*, p. 128, 1884.

Une rectification à propos de l'observation de la prétendue varice lymphatique de la paroi thoracique, publiée en 1883 et qui était une tumeur maligne. — *Ibid*, p. 282, 1884.

SUR QUELQUES POINTS

DE

PHYSIOLOGIE CHIRURGICALE DU MEMBRE INFÉRIEUR

COMME

INTRODUCTION A L'ÉTUDE DE LA COXALGIE

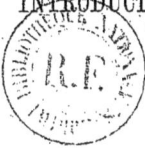

PAR

Louis MONNIER

Docteur en médecine de la Faculté de Paris
Ancien interne des hôpitaux de Paris
(Hospice d'Ivry, 1882. — Hôpital des Enfants-Malades, 1883.
Hôpital Saint-Louis, 1884. — Hôpital de la Pitié, 1885)
Médaille de bronze de l'Assistance publique

Avec six figures dans le texte

PARIS

G. STEINHEIL, ÉDITEUR

SUCCESSEUR DE H. LAUWEREYNS

2, RUE CASIMIR-DELAVIGNE, 2

1886

DÉPOT LÉGAL
Seine Infér eure
N° 45
1886

A MES CHERS PARENTS

Faible témoignage de piété filiale

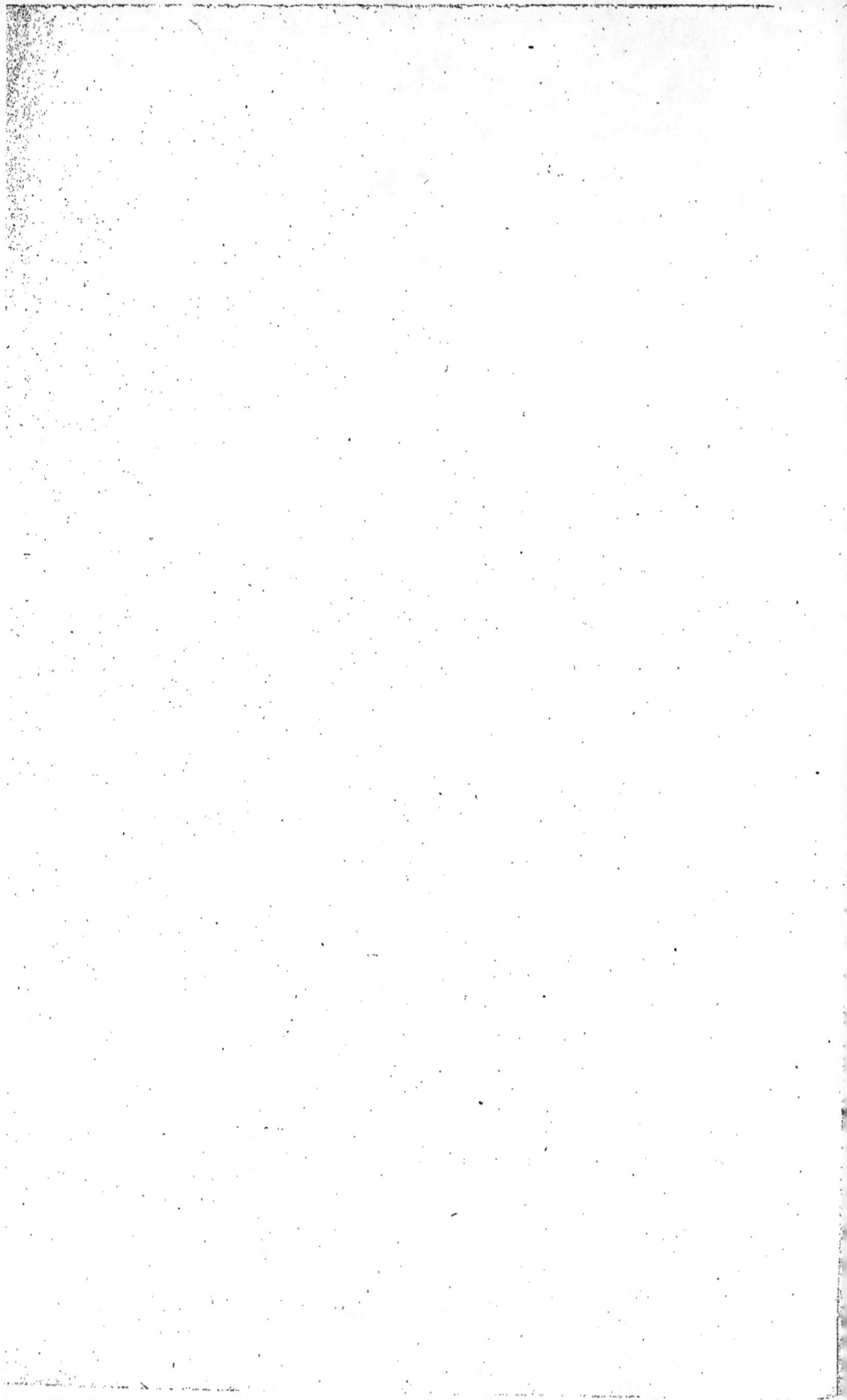

SUR QUELQUES POINTS

DE

PHYSIOLOGIE CHIRURGICALE DU MEMBRE INFÉRIEUR

COMME

INTRODUCTION A L'ÉTUDE DE LA COXALGIE

INTRODUCTION

Le titre seul de ce travail indique assez qu'il s'agit d'un sujet déjà traité. Si nous y revenons à notre tour, c'est dans l'espoir de l'exposer plus méthodiquement, plus utilement en en montrant l'importance pour l'étude de la coxalgie; c'est pour nous initier aux différentes situations normales et pathologiques du membre inférieur aux méthodes qui les mettent en évidence, à toutes ces bases rationnelles de l'orthopédie vraiment scientifique, c'est enfin pour répondre au désir d'un de nos maîtres les plus vénérés, le professeur Verneuil, qui nous a incité à développer ce sujet que nous pouvons déclarer sien, si abondants sont les matériaux mis par lui à notre disposition : qu'il daigne agréer nos plus sincères remerciements.

Il n'y a point ici à découvrir de faits nouveaux, mais seulement à revoir et à interpréter les faits connus.

Un grand nombre d'affections du membre inférieur modifient sa longueur absolue ou relative : les mots d'allongement et de raccourcissement reviennent sans cesse dans les traités de nosographie, aussi a-t-on cherché depuis longtemps à en constater l'existence, à en mesurer l'étendue.

L'allongement et le raccourcissement pathologiques changent la forme et troublent les fonctions du membre atteint : ils constituent à la fois des difformités et doivent être étudiés à un double point de vue. Considérés comme difformités, ils sont appréciables déjà à la simple inspection, mais comme ils offrent des degrés variables, il a été nécessaire de les évaluer par la mensuration. De plus, on s'est aperçu que s'ils étaient parfois réels, parfois aussi ils pouvaient être l'effet d'une illusion, alors on a admis des allongements et des raccourcissements réels et apparents.

Ces quatre variétés résument-elles tous les cas pathologiques ? Les procédés de mensuration actuellement en usage sont-ils efficaces ? A ces deux questions, nous osons répondre par la négative, espérant justifier par la suite notre opinion.

L'imperfection de la science tient aux fautes commises par les chirurgiens et les physiologistes. Signalons-les tout d'abord.

Négligeant de préciser le sens des mots allongement et raccourcissement, les chirurgiens ont donné les mêmes noms à des états différents dans lesquels il s'agit tantôt de modifications absolues, tantôt de déplacements simples sans changement de longueur. Non seulement ils n'ont pas distingué toutes les variétés, mais ils n'ont pas même défini clairement ce qu'ils admettaient.

Les physiologistes n'ont pas été moins négligents. Le membre inférieur, dans son fonctionnement, subit des variations de longueur et de position incessantes, dues à des causes multiples. Il y a donc, par suite, des raccourcissements et des allongements, des déplacements physiologiques et des déplacements fonctionnels. Les physiologistes les ont indiqués plutôt que décrits avec un soin suffisant. Oubliant que pour dire d'un organe qu'il est plus grand ou plus petit, qu'il est en place, ou en dehors de sa situation normale, on dût, d'abord, déterminer ses dimensions et sa situation, ils ont omis de préciser la longueur moyenne du membre inférieur et la position dans laquelle les mensurations doivent être faites. S'ils avaient fourni aux chirurgiens cette notion préalable, ces derniers auraient songé, sans doute, que la plupart des symptômes morbides n'étant que des actes physiologiques pervertis, il y avait lieu de comparer les allongements, raccourcissements et déplacements pathologiques aux mêmes états observables dans les conditions normales, et auraient alors trouvé aux uns et aux autres des analogies et des différences, en un mot, ils auraient fait servir la physiologie normale à l'interprétation plus difficile des faits morbides.

Les physiologistes, avons-nous dit, n'ont point indiqué la longueur normale du membre inférieur, par conséquent ils n'ont donné aucun moyen mesurer cette longueur. Les chirurgiens, au contraire, ont proposé divers procédés, mais tous sont défectueux ou insuffisants ou trop compliqués, comme nous espérons le démontrer dans la suite. Nous nous efforcerons de corriger ces fautes et de combler ces lacunes.

Notre travail se divisera naturellement en deux parties fort inégales, hâtons-nous de le dire, étant donné le titre de notre travail. Dans la première, nous étudierons l'état normal, quelques applications de l'état normal à l'état pathologique feront le sujet de la seconde.

Mais avant d'entrer en matière, il est indispensable de fixer exactement le sens de quelques mots et aussi de rappeler quelques notions élémentaires de physique et de mécanique.

Le grammairien définit la longueur : l'étendue d'un objet considérée d'une extrémité à l'autre. Par conséquent, l'allongement et le raccourcissement seront l'un l'augmentation, l'autre la diminution de cette étendue, abstraction faite de la nature, des propriétés, des dimensions primitives du corps qui change.

a) Pour les corps réguliers, rectilignes, la longueur est représentée par l'*axe réel* ou axe de figure.

b) Pour les corps irréguliers, elle est donnée par l'*axe fictif.*

c) Pour les corps courbes, par la corde de l'arc.

d) Pour les corps angulaires: s'ils sont à angle droit, par l'hypothénuse, et s'ils sont polyangulaires par l'axe fictif.

Il suffit de mesurer tous ces axes pour connaître la longueur constante : quant à la longueur variable, on l'apprécie de la même façon. L'axe réel et l'axe fictif augmentent ou diminuent, et par suite on peut calculer l'allongement et le raccourcissement.

Mais pour apprécier les variations d'un corps, il faut connaître sa longueur normale, sa longueur au repos. C'est ainsi qu'une tige de fer s'allonge par la chaleur et se raccourcit par le froid : eh bien, pour calculer ces deux longueurs variables, il faut, au préalable, avoir sa longueur normale, c'est-à-dire à une température donnée, arbitrairement choisie.

De même pour les corps élastiques. C'est assez dire que pour tous les corps il existe un état dans lequel ils ne sauraient être ni plus longs ni plus courts : c'est ce qu'on appelle la *longueur moyenne*.

En physique et en mécanique, les définitions restent les mêmes, mais on applique ces termes à des corps déterminés dont on connaît les dimensions, la forme, les propriétés et qui sont capables, sous certaines influences, de changer ces dimensions. Le physiologiste et le pathologiste doivent sous ce rapport procéder comme le physicien et le mécanicien, puisqu'il s'agit en somme de modifications matérielles d'ordre purement physique et mécanique, et que, si l'on fait abstraction de certaines causes, les lois qui régissent les changements de dimensions sont les mêmes pour les corps organisés et les corps bruts. Pour ces derniers, l'allongement et le raccourcissement s'effectuent de différentes manières, suivant les propriétés qu'ils possèdent et la forme primitive qu'ils affectent. Les corps rigides, par exemple, ne peuvent devenir plus longs ou plus courts que par addition ou soustraction de molécules, gain ou perte de substance. Au contraire, les corps extensibles, élastiques, rétractiles, flexibles, peuvent faire varier leurs dimensions, aux profits ou aux dépens de la longueur, sans changement dans la masse totale, et par le seul fait d'une répartition différente des molécules, entraînant une modification dans la forme.

En mécanique, et s'il s'agit d'un appareil composé de plusieurs pièces, l'allongement et le raccourcissement sont subordonnés non seulement aux propriétés de ces pièces, mais encore aux rapports réciproques et variables qu'elles affectent entre elles, si elles sont mobiles.

Supposez l'appareil le plus simple, soit par exemple deux tiges accolées et susceptibles de glisser parallèlement, ou deux tiges placées bout à bout et retenues par un lien extensible, ou deux tiges articulées comme dans le compas. L'allongement ou raccourcissement pourra se manifester dans ces divers appareils par suite du glissement, de la distension du lien intermédiaire, du chevauchement des pièces, enfin, des mouvements angulaires des branches du compas. En aucun de ces cas, les tiges constituantes n'ont éprouvé la moindre réduction, le moindre allongement, la plus petite modification dans leur forme, dans la répartition de leurs molécules.

Mais si ces tiges étaient élastiques, extensibles, flexibles, etc., elles pourraient subir, outre les déplacements susdits, des modifications de forme impliquant des modifications de dimensions. Leur longueur sera la résultante de ces modifications combinées.

Ce qui est vrai d'un appareil très simple l'est également des appareils les plus compliqués, l'allongement et le raccourcissement dépendent toujours et des propriétés physiques de chaque pièce et des changements de rapport observables dans l'une quelconque ou la totalité de ces pièces. Toutefois, puisque ces déplacements peuvent s'exercer en sens contraire, le contact peut être nul et la longueur modifiée d'autant.

Ces notions s'appliquent à un appareil d'un nombre quelconque de pièces : sa longueur peut être modifiée par le déplacement d'une seule ou de plusieurs ou de la totalité de ces pièces. Toutefois le résultat de ces déplacements pourra être négatif si l'un d'eux amène un allongement et l'autre un raccourcissement de même étendue.

La longueur d'un corps ou d'un appareil égale, nous l'avons dit la ligne droite menée de l'une à l'autre de ses extrémités. Pour les corps ayant une forme géométrique régulière, cette ligne n'est autre que l'axe de figure ou axe réel, mais pour les corps irréguliers ou pour les appareils dont les pièces ne sont pas exactement superposées, la longueur est représentée par un axe fictif qui commence et finit nécessairement aux deux autres extrémités du corps ou de l'appareil, mais peut, dans son trajet, s'éloigner de la partie centrale, ou même la croiser. L'axe fictif d'un corps courbé en arc de cercle est représenté par sa corde : un appareil composé de deux pièces réunies à angle droit a pour axe fictif l'hypothénuse. Dans un appareil à brisures multiples l'axe fictif peut couper, en un ou plusieurs points, les pièces. En pratique la mesure de l'axe fictif ou de l'axe réel est une opération des plus simples, à la condition toutefois, que le corps soit isolé et que ses extrémités, libres dans l'espace, soient accessibles et tangibles.

Cependant si le corps est d'un certain volume il n'est pas possible de conduire directement et en ligne droite l'instrument mensurateur d'une extrémité à l'autre.

D'où la nécessité d'avoir recours à deux variétés de mensuration: directe et indirecte ou médiate.

1° La première se fait à l'aide d'une règle, d'un compas ou d'une corde allant directement d'une extrémité à l'autre.

2° La seconde plus compliquée consiste à mesurer soit un côté qu'on sait égal à l'axe comme dans les cylindres réguliers, soit la distance comprise entre des plans parallèles, tangents aux deux extrémités; telle est la mensuration des pyramides, des cônes, etc.

C'est pour le dire tout de suite la variété de mensuration que nous préconiserons, pour apprécier la longueur du membre inférieur, soit à l'état normal, soit à l'état pathologique.

C'est encore à la mensuration médiate qu'il faut avoir recours dans le cas contraire, c'est-à-dire quand les extrémités sont cachées ou masquées par des corps contigus. On peut en effet toujours déterminer encore la situation d'après des lignes fictives qui les rencontrent, ou à l'aide de points de repères fixes, facilement accessibles, situés à distance, mais affectant entre eux des rapports connus et constants. Il est naïf d'ajouter qu'il ne faut pas confondre les extrémités d'une ligne brisée avec les sommets des brisures et nous n'énoncerions pas une proposition aussi banale si nous n'avions pas à reprocher plus tard aux chirurgiens d'avoir commis cette faute.

Les procédés que nous venons d'indiquer pour mesurer la longueur d'un corps à dimensions fixes, s'appliquent aussi bien à tout autre corps à longueur variable, c'est-à-dire susceptible d'allongement et de raccourcissement. Quelques explications sont cependant nécessaires. Les termes d'allongement et de raccourcissement indiquent à la fois un fait matériel, le changement de longueur, est un fait relatif: le rapport entre la dimension primitive du corps et la dimension nouvelle qu'il acquiert.

Le fait matériel se constate par la double mensuration, le rapport s'apprécie par la comparaison des deux mensurations. Mais pour comparer, il faut partir d'un type. Des deux longueurs, l'une est le type normal, la règle, l'autre est la modification, l'accident, l'exception.

Si le corps est capable à la fois de s'allonger et de se raccourcir, successivement et alternativement, si de plus ces changements sont limités, il y a lieu de comparer trois longueurs, l'une *maxima*, l'autre *minima*, la troisième *moyenne* qui seule représentera le type et alors la normale. On connaît l'importance qu'il y a à déterminer cette moyenne puisque c'est au delà et en deçà d'elle que commenceront l'allongement et le raccourcissement, puisque c'est d'après ces dimensions, en plus et en moins, qu'on pourra dire d'un corps qu'il est plus long ou plus court. En mathématique, la moyenne entre deux quantités est égale à la moitié de leur somme, en physique et en mécanique, il n'en saurait toujours être ainsi car l'addition et la soustraction de substance ne sont pas toujours égales non plus que l'extensibilité ou la rétractilité en sens contraire, non plus que les mobilisations ou directions contraires des pièces articulées d'un appareil. En pratique donc il faut souvent se résoudre à déterminer la moyenne susdite arbitrairement ou d'après des conventions reçues. Nous verrons bientôt l'utilité de cette remarque.

Terminons ces considérations préliminaires par une dernière réflexion. Dans le langage vulgaire, qui ne se préoccupe ni de l'exactitude ni de la rigueur scientifique, on emploie le mot d'allongement et de raccourcissement d'une manière impropre, et comme synonyme de déplacement. Journellement, par exemple, on dit que le bras s'allonge, pour saisir un corps placé, à la hauteur de l'épaule, à quelque distance : en réalité, il n'a fait que changer de position. Il était vertical le long du corps, il s'élève jusqu'à l'horizontale et voilà tout. C'est à tort également que l'on dit que le membre inférieur se raccourcit alors seulement qu'il s'éloigne du sol. Il est à regretter que physiologistes et chirurgiens ne se tiennent pas en garde contre de telles négligences de langage, et qu'ils ne se mettent pas à l'abri de la critique en ajoutant l'épithète d'*apparents* à ces prétendus changements de longueur qui n'en sont pas et qu'on devrait plutôt appeler déplacements de totalité.

CHAPITRE PREMIER

§ Ier

Le membre inférieur qu'on peut appeler aussi *appareil crural*, a la forme d'une colonne irrégulièrement cylindroïde, dont la longueur l'emporte de beaucoup sur les autres dimensions. Il présente deux extrémités l'une supérieure, fixée au bassin, l'autre inférieure, libre; et un corps. Celui-ci est composé de quatre pièces, segments ou brisures, placées bout à bout: cuisse, jambe, tarso-métatarse, orteils. Chaque segment est formé d'une charpente osseuse centrale, rigide, inextensible, inflexible, et de parties molles périphériques dont nous pourrons momentanément négliger l'étude.

Tous les segments juxtaposés sont à la fois indépendants et solidaires. Bien que solidement réunis et capables à l'occasion de former un type rigide, ils sont mobiles les uns sur les autres et susceptibles de déplacements isolés ou simultanés qui modifient la forme et la longueur du membre.

Cherchons de quelle manière l'allongement et le raccourcissement peuvent se produire dans un appareil ainsi construit.

M.   2

Les os étant rigides inextensibles et inflexibles, chaque segment présente une longueur invariable ; donc sous ce premier rapport, nulle modification possible dans la longueur absolue (abstraction faite de celles qui sont dues au développement progressif du squelette). Ces mêmes os bien qu'indépendants et distincts, sont reliés entre eux de telle façon, que leurs extrémités ne peuvent jamais ni se rapprocher davantage ni s'écarter d'une quantité quelconque : donc sous ce rapport, impossibilité de voir la colonne se raccourcir ou s'allonger par disjonction, ni par chevauchement de ses pièces. Reste à signaler le troisième mécanisme en vertu duquel les extrémités de la colonne s'éloignent ou se rapprochent par le simple déplacement angulaire que subissent les tronçons sans s'abandonner un instant et sans changer leurs dimensions réelles. Dans ce mode de déplacement ayant pour centre les articulations, les os à la façon de branches d'un compas se placent bout-à-bout en interceptant des angles aigus, droits ou obtus, convergents, divergents, en un mot décrivant séparément ou conjointement des arcs de cercle, d'où résulte, en tous les cas, l'augmentation ou la diminution de la distance comprise entre leurs extrémités libres ou non contiguës. En somme l'appareil crural fonctionne à la manière des tiges flexibles, ou mieux des tiges articulées tantôt rectilignes, tantôt sinueuses qui changent de forme et de longueur par la métamorphose de la ligne droite en ligne brisée ou par le retour de la ligne brisée à la ligne droite. L'axe d'un tel appareil suit les destinées de la forme, de réel il devient fictif et réciproquement. Tirons immédiatement de

ces données les conséquences nécessaires. L'invariabilité des parties d'un tout implique l'invariabilité du
tout lui-même. Les os ne pouvant subir aucun changement brusque, ni dans leurs dimensions ni dans leurs
connexions, le membre inférieur à l'état normal ne peut
présenter ni allongement ni raccourcissement anatomiques. Quelle que soit la position réciproque des
segments, leurs longueurs additionnées formeront toujours le même total : c'est ce que nous appellerons *longueur anatomique*. Toute modification *brusque* dans
cette longueur qu'elle porte sur un seul segment ou sur
plusieurs ou sur tous à la fois sera nécessairement
pathologique. On remarquera que nous avons dit du
changement qu'il devait être brusque. En effet, nul
n'ignore que le tibia d'un adulte est plus long que celui
d'un enfant, que le fémur d'un vieillard est relative-
ment plus court que celui d'un adolescent, puisque
chez le premier, l'angle formé par le col et le corps est
moins ouvert que chez le second. Evidemment cet allongement et ce raccourcissement sont normaux et nullement morbides, mais leur nature spéciale et leur
mécanisme particulier étant signalés ils n'infirment
en aucune façon la règle générale formulée plus haut.

On sera tenté de croire que longueur *anatomique* et longueur *réelle* sont synonymes : il n'en est rien. Nous verrons plus tard qu'il est indispensable de comprendre l'os
iliaque dans le membre inférieur (appareil pelvi-crural);
or, que la tête fémorale change de situation par rapport
au cotyle et l'on voit apparaître des changements vrais
ou réels de longueur, absolument distincts des change-

ments anatomiques et des changements physiologiques.
Ainsi donc le membre inférieur possède, à côté de la
longueur anatomique une longueur *vraie* ou *réelle*, que
nous appelons *longueur vraie de l'appareil crural*.

Enfin la physiologie nous montre l'existence d'une
troisième longueur. Il est évident que les déplacements
angulaires des tronçons augmentent ou diminuent la
longueur du membre, c'est-à-dire la distance qui sépare
ses deux extrémités, force est donc, en regard des deux
longueurs précédentes d'un membre que nous déclarons
invariables, d'admettre une autre espèce de longueur
inconstante, variable, dépendant de la situation réciproque des pièces de la tige articulée et à laquelle nous
donnerons l'épithète de *physiologique* ou *fonctionnelle*
parce qu'elle est en relations avec les mutations fonction-
nelles du membre. Les variations de cette longueur, en
plus ou en moins, constituent l'allongement et le raccourcissement physiologiques. Comme toutes les quantités qui varient en plus ou en moins, dans une étendue
limitée, la longueur physiologique du membre inférieur
présente un maximum et un minimum. Le premier est
réalisé quand l'angle intersegmentaire est aussi ouvert
que possible, quand les segments, en extension forcée,
figurent une tige droite ou à peu près, quand, en un
mot, les extrémités du membre sont à la plus grande
distance. Le minimum se produit dans les conditions
contraires : fermeture des angles qui deviennent aigus,
flexion forcée de la jambe sur la cuisse, du pied sur la
jambe, extension forcée des orteils sur le métatarse,
extrémités du membre à la plus faible distance. Qu'on

nous permette un exemple vulgaire : ces longueurs extrêmes s'observent chez l'homme qui s'étire à son réveil et chez celui qui se pelotonne en entrant dans un lit froid.

La constatation des longueurs exceptionnelles, nous révèle sans doute la production de l'allongement et du raccourcissement et la plus grande limite qu'ils peuvent atteindre, mais elle ne nous apprend pas où ils commencent, quels déplacements des segments le font naître, dans quels cas on peut dire du membre qu'il est allongé ou raccourci.

Il est impossible de répondre à ces questions sans adopter une longueur moyenne en deçà et au delà de laquelle se manifesteront les changements susdits. La fixation de cette moyenne présente quelques difficultés. Mathématiquement elle devrait correspondre à la moitié de l'échelle parcourue par les deux extrémités dans leur migration. En supposant que dans le rapprochement et dans l'éloignement maximum la distance entre ces extrémités égale 50 centimètres et un mètre, la longueur moyenne serait 75 centimètres. Mais cette solution n'est guère acceptable pratiquement, car si l'on dispose les segments de façon à donner cette longueur au membre, il paraîtra déjà notablement raccourci, et, dans le fonctionnement habituel se comportera certainement comme un support trop court.

Il faut donc se résoudre à prendre une base conventionnelle et voici celle que nous proposons. Parmi les nombreuses positions que prend le membre inférieur il en est deux fort semblables bien que répondant à des conditions physiologiques différentes dans lesquelles le membre d'un commun accord, passe pour n'être ni allongé ni raccourci et, à partir desquelles cependant se produisent évidemment, quoique en proportion inégale, l'allongement et le raccourcissement alternatifs.

C'est d'abord la position qu'affecte le membre dans le décubitus dorsal lorsqu'il touche le plan horizontal par la face postérieure de la cuisse, de la jambe et du talon. Puis, en second lieu, celle qu'il offre, dans la station verticale quand la jambe est étendue sur la cuisse et que le pied touche le sol par toute sa face plantaire. Si nous admettons que dans l'une et l'autre de ces attitudes le membre inférieur a sa longueur moyenne nous connaîtrons sans peine celle-ci en mesurant la distance qui sépare alors les deux extrémités.

Etudions donc la technique de la recherche des longueurs physiologique et anatomique.

CHAPITRE II

§ 1. — *Longueur physiologique.*

Ainsi que nous venons de le dire, nous conviendrons d'appeler *longueur moyenne* la longueur moyenne de l'axe crural, c'est-à-dire l'hypothénuse du triangle formé par le pied à angle droit, avec le membre inférieur. Cette chose, qui paraît si simple en théorie, offre en pratique certaines difficultés.

Il faut en premier lieu reconnaître les deux extrémités. Or, les auteurs, en général, se sont permis à cet égard de singulières licences et choisissent bien malencontreusement leurs points de repère. Ils étendent leur ligne depuis l'épine iliaque antéro-supérieure en haut jusqu'au sommet de la malléole externe ou même au condyle externe du fémur ou à l'extrémité inférieure de la rotule en bas ; de sorte qu'au lieu de mesurer simplement l'axe réel ou l'axe fictif du membre, ils mesurent une ligne qui l'augmente par en haut, le diminue par en bas et ne lui correspond exactement en aucun cas. Si l'on nous pardonnait une comparaison grossière, nous dirions qu'ils procèdent comme un géographe qui, pour évaluer la distance entre Paris et Marseille, partirait du Havre et s'arrêterait à Lyon ou à Dijon.

A la vérité, ils allèguent pour excuse la facilité avec laquelle on trouve la malléole et la difficulté éprouvée à découvrir sur le vivant l'extrémité supérieure du fémur enfoncé dans le cotyle et masquée par des parties molles épaisses. Mais ces motifs, plus ou moins valables, n'empêcheront pas le procédé d'être aussi défectueux que possible et de pécher surtout par insuffisance puisqu'il nous laisse ignorer certains changements fort importants dans la longueur totale du membre et dans d'autres cas nous ferait croire à un changement qui n'existe pas.

Essayons de justifier nos critiques à l'aide de quelques exemples.

La possibilité d'un accroissement ou d'une diminution constitue le caractère essentiel d'une moyenne. Or, la ligne péronéo-iliaque, dans le décubitus et dans la station verticale, ne représente qu'un maximum puisqu'elle ne saurait subir un allongement.

Toute diminution d'une moyenne implique un raccourcissement, or, on ne peut diminuer la ligne péronéo-iliaque en portant la cuisse dans l'abduction ou la flexion : dans ces cas cependant, la longueur réelle du membre n'a subi aucune réduction.

Enfin, le procédé que nous incriminons supprime toute une portion du membre qui, cependant, concourt d'une manière très efficace à l'allongement et au raccourcissement fonctionnel de ce membre. Nous voulons parler du pied tout entier. Le mensuration péronéo-iliaque laisse absolument de côté le changement de longueur dû au mouvement du tarse sur la jambe et des orteils sur le métatarse.

On s'expliquerait difficilement cette négligence si l'on
ne se rappelait que le procédé susdit et d'autres analogues ont été imaginés, non par des physiologistes sou-
cieux de déterminer les dimensions normales du membre,
mais par des chirurgiens préoccupés de reconnaître les
variations pathologiques et celles surtout qui ont leur
siège dans l'articulation coxo-fémorale ou dans le
fémur.

Ces quelques exemples suffisent pour montrer qu'il
faut d'autres bases pour mesurer la moyenne physiologique.

La difficulté réside uniquement dans la détermination
des extrémités, car celles-ci une fois connues et leur
position fixée, il ne reste plus qu'à les réunir par une
ligne droite et à mesurer cette dernière.

Or, supposons un instant le membre inférieur détaché
du bassin, il figure dans les deux attitudes que nous con-
sidérions comme moyenne, une tige coudée, à angle
droit, au niveau de l'articulation tibio-tarsienne, une
équerre à branches inégales, mais rectiligne, dont une
extrémité à la partie la plus élevée du fémur et l'autre
au bout libre du gros orteil. L'axe de cette figure, qu'on
pourrait appeler *axe crural*, est constitué par l'hypothénuse de l'angle rectangle. Cet axe est fictif, il est vrai,
puisqu'il ne passe pas par le centre de figure des segments, mais il ne sert pas moins à apprécier justement
leurs positions respectives. En l'adoptant d'ailleurs, nous
usons d'une licence familière aux anatomistes qui, par
exemple, assignent pour axe au fémur non pas la ligne
coudée passant par le centre du corps et du col, mais

bien une ligne droite allant du sommet et de la tête au milieu de l'espace.

Du reste, il représente néanmoins exactement la moyenne physiologique cherchée, c'est-à-dire la longueur capable d'allongement et de raccourcissement dans l'exercice fonctionnel du membre. Mais si la difficulté est levée théoriquement, elle ne l'est pas pratiquement. En effet, si l'extrémité correspondant au bout du gros orteil est parfaitement accessible chez tous les sujets dans toutes les situations, il n'est pas de même de la partie supérieure du fémur, inabordable sur le vivant à la mensuration. Il est vrai que le problème n'est pas insoluble, et les géomètres savent fort bien déterminer la position exacte d'un point situé hors de leur atteinte. Pour cela, ils prennent d'autres points fixes, connus et de leurs rapports avec le point cherché, ils déduisent la situation de ce dernier. Malheureusement pour le grand trochanter, les rapports avec la ligne menée de l'épine iliaque antéro-supérieure varient, suivant les sujets et les âges, aussi proposons-nous, avec le professeur Verneuil, le procédé suivant. Le sujet est dans le décubitus dorsal horizontal, situation dans laquelle l'épine iliaque est en position moyenne, par rapport à ses mouvements dans le sens antéro-postérieur bien entendu ; le talon repose sur un plan rigide tel qu'une planchette ou un livre. L'axe longitudinal du pied est disposé verticalement. Cette dernière condition, pour être bien remplie par une tige articulée (car le pied, avec ses articulations, métatarso-phalangiennes et phalango-phalanginiennes en a toutes les propriétés) demande à ce que la plante du pied soit appliquée contre une planchette verticale, c'est-à-dire perpendiculaire à la première. Tout étant ainsi disposé, rien de plus simple que de conduire un ruban métrique d'une épine iliaque antéro-supérieure à l'extrémité du gros orteil correspondant.

On a ainsi la longueur physiologique moyenne du membre inférieur.

Nous verrons plus loin que ce procédé n'est utile que lorsqu'on voudra connaître la longueur physiologique du membre inférieur en elle-même ou comparativement à un autre sujet, et nous décrirons un autre procédé de mensuration comparative des deux membres inférieurs d'un même sujet.

§ II. — *Longueur anatomique du membre inférieur.*

Son appréciation, malheureusement, est loin d'être aussi rigoureuse parce que nous l'avons déjà montré, l'extrémité supérieure du fémur n'est pas tangible; et le bord supérieur du grand trochanter, extrémité supé-rieure conventionnelle, se sent difficilement sous les épaisses parties molles qui la recouvrent. Néanmoins, le sujet étant disposé de la même façon que ci-dessus, après avoir indiqué autant que faire se peut, à l'aide de son bord supérieur, la situation du grand trochanter, on mesure la distance comprise entre ce point et la plan-chette verticale plantaire. Si le membre était fléchi, il faudrait mesurer chaque segment séparément et faire la somme de ces différentes fractions pour avoir la longueur cherchée.

§ III. — *Longueur réelle du membre inférieur.*

Cette longueur se mesure d'une façon à peu près identique, seulement, l'index, au lieu d'être tracé au niveau
du grand trochanter, le sera sur la crête iliaque, directement au-dessus de lui. Le ruban métrique sera conduit de ce point à la planchette plantaire.

CHAPITRE III

DES MODIFICATIONS DE LA LONGUEUR PHYSIOLOGIQUE
DU MEMBRE INFÉRIEUR

Dans le chapitre précédent nous avons vu ce que c'était que la longueur physiologique moyenne du membre inférieur, étudions maintenant les changements qu'elle peut subir et les conséquences qui en découlent.

Or, ces changements sont si multiples qu'il est indispensable à la clarté de l'exposition d'en étudier séparément les types. Nous examinerons donc successivement la longueur du membre inférieur : 1° détaché du corps ; 2° en rapport avec le bassin ; 3° en rapport avec son congénère et avec la colonne vertébrale ; 4° à l'état de repos, comme support de la masse corporelle ; 5° à l'état d'activité comme agent de locomotion.

§ I. — De la longueur du membre inférieur isolé du tronc.

Supposons un membre inférieur détaché du corps, étendu sur la table de dissection. Il figure, comme nous l'avons déjà dit, une ligne coudée, à angle droit, au niveau de l'articulation tibio-tarsienne. La branche longue ou fémoro-tibiale et la branche courte ou pédieuse, forment les deux côtés d'un triangle rectangle dont le troisième côté serait constitué par une hypothénuse fictive étendue de l'extrémité supérieure du fémur à l'extrémité antérieure du gros orteil.

Les mouvements d'extension et de flexion du pied sur la jambe font varier l'angle tibio-tarsien, le rendent soit aigu, soit obtus, et, par conséquent, augmentent ou diminuent la distance qui sépare les points susdits, d'où allongement et raccourcissement physiologiques. Pour calculer ces changements, nous avons vu qu'il suffisait de mesurer dans les diverses positions du pied le troisième côté du triangle qui représente, à nos yeux, l'axe physiologique du membre, c'est-à-dire la dimension susceptible de varier dans les mouvements fonctionnels (1) et que l'on apprécie aisément étant donné que la longueur normale est celle de l'hypothéneuse du triangle formé par le pied à angle droit sur la jambe (comme dans la station verticale sur les deux pieds).

Cette donnée conventionnelle étant admise, il est facile de prévoir les cas d'allongement et de raccourcissement physiologiques; le premier ne s'effectue que par l'extension du pied sur la jambe, et la flexion moyenne du gros orteil sur le premier métatarsien.

Toutes les autres variations isolées ou réunies, dans les angles intersegmentaires flexion tibio-fémorale, flexion tibio-tarsienne, flexion et extension métatarso-phalangiennes extrêmes amènent le raccourcissement.

Nous devons cependant signaler le cas tout spécial où les variations angulaires susdites semblent ne point mo-

(1) Pour abréger le langage, nous désignerons l'axe physiologique sous le nom d'axe crural, ce mot étant synonyme d'axe fictif du membre inférieur.

difier une longueur donnée de l'axe fictif. C'est ce qu'on observe lorsqu'un raccourcissement au niveau d'une brisure est *compensé* par un allongement équivalent au niveau d'une autre brisure ; quand, par exemple, il y a raccourcissement par flexion fémoro-tibiale et allongement par extension tibio-tarsienne.

Tous les changements de longueur que nous venons d'étudier, se passant exclusivement dans le membre, abstraction faite de ses connexions avec le bassin, et avec le sol, seront désignés clairement par les noms d'allongement et de raccourcissement *physiologique intrinsèques* de l'axe crural.

§ II. — *De la longueur du membre inférieur dans ses rapports avec le bassin.*

L'étude du membre inférieur, séparé du reste du corps, n'avait pour but que de déterminer sa longueur intrinsèque, et les changements qu'il peut subir. Mais cet isolement n'existe pas à l'état normal, puisque ce membre a des connexions naturelles soit avec la moitié correspondante du bassin, soit avec cette moitié et le sol.

Examinons d'abord le premier cas tel qu'il se présente, par exemple dans le décubitus dorsal.

En anatomie on décrit séparément le bassin et le membre inférieur ; en physiologie, au contraire, on fait du premier une annexe du second. Le demi-bassin constitue un segment surajouté, complémentaire, intermédiaire entre le tronc et le membre, donnant attache à

ce dernier et fournissant un point d'appui aux agents qui
le mobilisent. Leur réunion forme un tout distinct, l'*appendice ilio-crural* (l'os iliaque représentant la moitié
correspondante du bassin) capable de changer de dimensions physiologiques, de subir un allongement et
un raccourcissement comparables à ceux que nous avons
décrits pour le membre inférieur isolé et qui doivent
être calculés et mesurés par les mêmes moyens.

Pour cet appendice formé de cinq segments, existe un
axe que nous appellerons *ilio-crural*, composé de l'axe
crural déjà connu et de l'axe iliaque qui reste à déterminer. C'est sur le squelette, c'est-à-dire sur l'os iliaque
que nous chercherons ce dernier. Or le membre inférieur
rencontre l'os des îles au niveau du fond de la cavité
cotyloïde : si, de ce point, nous menons une ligne jusqu'à un autre point du contour supérieur de l'ilium,
l'épine iliaque antéro-supérieure, par exemple, elle
pourra conventionnellement représenter l'axe iliaque
cherché.

L'épine iliaque étant située à la fois plus en dehors
et plus en avant que le fond des cotyles, la ligne susdite
présente une double obliquité de dehors en dedans, puis
d'avant en arrière d'où il résulte que l'axe iliaque, en
rencontrant l'axe crural, fait avec lui deux angles ouverts l'un sur le côté, *angle ilio-fémoral latéral*, l'autre
en avant, *angle ilio-fémoral antérieur*, d'où il résulte
encore que l'axe ilio-crural étant naturellement coudé
vers le haut, à l'articulation de la hanche, comme l'axe
crural l'est en bas à la jointure tibio-tarsienne, peut
et doit être représenté par une ligne fictive allant

directement de l'épine iliaque antéro-supérieure à l'extrémité libre du gros orteil, laquelle ligne constitue le plus grand côté d'un quadrilatère irrégulier dont l'axe iliaque, l'axe fémoro-tibial et l'axe pédieux formeront les trois autres côtés. Si maintenant nous assignons pour longueur moyenne à l'axe ilio-crural, ainsi déterminé, la distance qui sépare ses deux points extrêmes dans une attitude donnée, soit par exemple dans le décubitus dorsal, lorsque l'angle tibio-tarsien est droit, il est facile de prévoir les cas où cet axe subira l'allongement ou le raccourcissement physiologique et non moins aisé de calculer à l'avance et de mesurer l'étendue de ses changements. Il y aura allongement ou raccourcissement toutes les fois qu'un mouvement, soit du bassin, soit de la cuisse fera varier les angles ilio-fémoraux, toutes les fois encore qu'avec ou sans changement des angles susdits, l'axe crural que nous saurons réductible et extensible changera lui-même de dimensions, ce qui revient à dire : qu'une position fixe étant donnée, réserve faite pour les cas déjà signalés où l'allongement produit au niveau d'une brisure sera compensé par un raccourcissement au niveau d'une brisure voisine, tout mouvement nouveau d'un ou de plusieurs des cinq segments allongera ou raccourcira l'axe ilio-crural. On peut prévoir non seulement la production de l'allongement et du raccourcissement, mais encore leur étendue et les cas où ils atteindront leur maximum et leur minimum, il suffit pour cela de connaître la mobilité spéciale de chaque articulation de l'appendice, c'est-à-dire l'étendue des déplacements du fémur sur l'os iliaque, du tibia sur le

fémur, etc. Ces'déplacements fort libres en certains sens
sont au contraire très limités en d'autres ; par exemple,
tandis que l'angle ilio-crural antérieur est susceptible
de grandes variations, dans la flexion et l'extension de
la cuisse, l'angle ilio-crural latéral change beaucoup
moins dans l'abduction et dans l'adduction ; tandis que
les axes du fémur et du tibia peuvent s'accoler presque
complètement, à la manière des deux branches d'un
compas qu'on ferme, dans la flexion de la jambe sur la
cuisse, à peine si, dans l'extension, ils peuvent arriver
à se placer bout à bout. On devine ainsi quelle attitude
feront perdre ou gagner à l'axe ilio-crural le plus de lon
gueur et l'on constate que l'allongement extrême est
réalisé par la plus grande ouverture des angles ilio-
fémoraux jointe à l'extension forcée des segments du
membre inférieur, que le raccourcissement extrême est
obtenu par la fermeture des mêmes angles avec flexion
forcée de la jambe sur la cuisse, du pied sur la jambe,
des orteils sur le métatarse. Nous citerons comme
exemple deux attitudes bien connues et dont nous avons
déjà parlé, celle de l'homme au réveil et celle de l'homme
qui se ramasse pour se réchauffer.

Nous avons déterminé et décrit avec grand soin l'axe
ilio-crural parce qu'en pratique il est seul commode à
mesurer, à cause de la facilité qu'on a à reconnaître ses
points extrêmes chez tous les sujets et dans toutes les
positions habituelles ou exceptionnelles des membres.
Rien de plus simple en effet que de conduire une ligne
de l'épine iliaque antérieure à la pointe du gros orteil,
dans le décubitus dorsal. A la vérité, dans la position

assise et même dans la position ramassée la ligne constituée par les cinq segments est brisée, et forme une figure géométrique très irrégulière avec l'axe fictif, mais ce dernier, bien que croisant la cuisse et la jambe, reste toujours rectiligne, ce qui permet d'apprécier toujours ses changements de longueur et d'en découvrir toujours l'origine en connaissant la position respective des segments au niveau des brisures articulaires. On comprend sans peine le parti que tirera le chirurgien de ces données quand il voudra reconnaître et mesurer les allongements pathologiques.

L'appendice ilio-crural diffère en somme du membre inférieur proprement dit par l'addition du segment iliaque ; mais ces changements de longueur reconnaissant les mêmes causes et se mesurent par le même procédé, etc.; en conséquence ils peuvent être désignés par les mêmes épithètes : nous les appellerons donc *allongement et raccourcissement physiologiques intrinsèques de l'axe ilio-crural* pour les distinguer d'une autre variété, dont nous nous occuperons dans un instant.

Examinés jusqu'ici dans leur généralité, ils doivent être maintenant plus spécialement étudiés dans leurs sièges particuliers, c'est-à-dire au niveau de l'articulation coxo-fémorale.

La réunion de l'os iliaque au membre inférieur s'effectue de façon que tantôt les deux parties conservent une indépendance réciproque, peuvent se mouvoir isolément dans une certaine étendue et dans une direction donnée, que tantôt, au contraire, il existe entre elles une solidarité telle que la mobilisation de l'une entraîne le

déplacement de l'autre. Indépendance relative et solidarité éventuelle sont les deux conditions dans lesquelles
il convient d'observer les connexions du membre inférieur
avec le bassin.

Étudions d'abord l'indépendance. Elle a pour cause
la faculté que possèdent la tête du fémur et la cavité
cotyloïde de glisser l'une sur l'autre et de se prêter
alternativement un point d'appui fixe. L'os iliaque étant
préalablement immobilisé, le fémur se porte librement
dans la flexion, l'extension, l'abduction et l'adduction ;
réciproquement le fémur étant fixé, l'ilium peut s'incliner en avant, en arrière, s'élever ou s'abaisser latéralement. Il n'échappera à personne que cette fixation,
nécessaire d'une des parties est un commencement de
solidarité. Quoi qu'il en soit, l'indépendance n'est pas
contestable ; en effet, lorsque le membre inférieur détaché du sol est uniquement attaché par en haut, il
représente un pendule articulé, flottant dans l'espace,
déployant et repliant ses segments, les portant en avant
et en arrière, en dedans et en dehors sans que le bassin
prenne la moindre part à ces déplacements.

Les angles ilio-fémoraux varient, l'axe ilio-crural
s'allonge ou se raccourcit, mais uniquement par les
inclinaisons diverses de sa portion crurale, la portion
iliaque restant immobile.

De même lorsqu'une cause quelconque immobilise le
membre inférieur : résistance du sol dans la station, du
plan horizontal dans le décubitus, du siège dans la position assise, on voit l'os iliaque, s'incliner en avant ou se
relever en arrière, l'angle ilio-crural antérieur se fermer

et s'ouvrir, et enfin l'axe ilio-crural diminuer ou s'accroître sans que sa partie crurale subisse de changement dans sa longueur.

Passons maintenant à la solidarité de l'os iliaque avec le fémur.

La tête du fémur glisse, il est vrai sur la surface concave du cotyle dans tous les sens, mais non d'une manière indéfinie ; arrivé à un degré, le mouvement est brusquement arrêté, soit par la tension de la capsule fibreuse ou du ligament rond, soit par la distension ou la contraction des muscles péri-articulaires, d'où la limitation passive ou volontaire de la flexion, de l'extension, de l'abduction et de l'adduction. A partir de ce point, la solidarité se montre inévitablement. On peut exagérer le déplacement du membre, changer en apparence les angles ilio-fémoraux, croire qu'on rapproche les points extrêmes de l'axe ilio-crural, et qu'on en provoque, en conséquence l'allongement et le raccourcissement, il n'en est rien, on n'a qu'à fixer son regard sur l'épine iliaque antéro-supérieure pour se convaincre que le bassin suit rigoureusement les migrations du fémur.

Un exemple suffira : si dans le décubitus dorsal ou dans la station unilatérale sur le membre gauche, on porte le membre droit dans l'abduction, on arrive sans peine, à lui faire faire avec l'axe général du corps un axe de 45°, mais si on veut l'écarter davantage, jusqu'à l'angle droit, je suppose, l'ilium se mobilise de manière à produire le complément de l'abduction. Or, si on mesure l'angle ilio-crural latéral, dans l'attitude naturelle à 45°, dans l'attitude forcée à 90°, on les trouvera parfaitement

égaux, ce qui prouve que l'exagération du mouvement
n'a point modifié la longueur du membre. Les changements qui se produisent dans les mouvements forcés
sont purement apparents. Ceci nous conduit à examiner
une autre forme de la solidarité très commune, mais
assez mal étudiée, qui donne naissance à des changements de situation décrits sous le nom d'allongement et
de raccourcissement apparents et extrinsèques.

La disposition anatomique de l'articulation coxo-fémorale est telle que les deux surfaces enarthrodiales, tout
en glissant l'une sur l'autre, restent toujours en contact
intime et ne peuvent ni se rapprocher davantage ni
s'abandonner un seul instant. La conséquence de cette
contiguïté constante est aisée à prévoir : tout mouvement du fémur ayant pour tendance d'enfoncer sa tête
dans le cotyle ou de l'en extraire, se transmettra à l'os
des îles : réciproquement, tout mouvement de ce dernier
tendant à augmenter ou à diminuer son adhérence avec
la tête du fémur repoussera ou attirera celui-ci et, par
par son intermédiaire, le membre tout entier.

Ces tendances à la disjonction ou à la pénétration
s'exercent continuellement dans le jeu physiologique de
l'appendice ilio-crural. Ainsi, le poids du membre inférieur qui le sollicite à se détacher du tronc, la contraction des muscles pelvi-rachidiens qui élèvent l'os iliaque,
les mouvements de rotation du bassin qui l'éloignent du
fémur dans le sens antérieur ou le sens postérieur, tendent à reproduire sa disjonction. Au contraire, les surfaces osseuses sont fortement pressées l'une contre l'autre
quand le poids du corps et du bassin reposent sur le

fémur. Quand les muscles pelvi-rachidiens abaissent l'os iliaque en le portant en avant ou en arrière à la rencontre du fémur, quand les muscles pelvi-fémoraux élévateurs ou rotateurs se contractent, quand un mouvement des segments inférieurs du membre, extension de la jambe, extension du pied, élèvent le fémur.

Les impulsions accidentelles venues du dehors agissent de la même manière, telles : les tractions chirurgicales, les chutes sur les pieds et les genoux, etc.

Cette disposition constante de l'ilium et du membre inférieur à s'écarter et à se rapprocher ne se réalise qu'à l'état pathologique ; à l'état normal, elle reste latente et pourrait passer inaperçue, car elle est incessamment combattue et neutralisée par la solidité et la résistance passive et active du tissu fibreux et musculaire.

La contiguïté des parties étant invariablement assurée par les dispositions anatomiques et physiologiques, le seul effet visible que peuvent produire les tendances disjonctives et conjonctives est la propagation du mouvement de l'os iliaque au membre inférieur vers l'ilium, d'où la simultanéité du déplacement des deux parties. L'impulsion peut partir tantôt de l'un tantôt de l'autre. L'os iliaque s'ébranle-t-il le premier, le fémur est attiré en haut et en arrière, repoussé en bas et en avant ; si c'est le fémur qui se mobilise tout d'abord, il élève ou abaisse, entraîne ou repousse l'os des îles. Dans les deux cas, la solidarité est évidente et inévitable.

Nous reviendrons plus tard sur la mobilisation secondaire du bassin qui s'observe dans la marche, en un mot lorsque le membre inférieur prend un point d'appui sur le sol et nous n'examinerons pour le moment que le cas où le mouvement part d'en haut, du bassin, le membre inférieur étant flottant ou du moins susceptible de glisser sur un plan horizontal, comme dans le décubitus dorsal ou la position assise.

Indiquons d'abord ce qui se passe dans le décubitus dorsal. Lorsque l'os iliaque remonte vers le thorax, il attire à lui tout le membre inférieur, celui-ci paraît plus court, le contraire a lieu si l'os des îles s'écarte de la dernière côte, alors le membre inférieur semble plus long. En réalité, les dimensions de l'axe ilio-crural ne varient pas comme on peut s'en assurer par la mensuration. On peut négliger en effet les très légers changements produits dans l'angle ilio-fémoral par suite de l'adduction et de l'abduction fort minime qui accompagnent l'ascension ou l'abaissement de l'os iliaque sur le fémur.

Donc, le raccourcissement et l'allongement sont apparents et rien de plus.

On les observe également dans la station verticale. Lorsqu'on veut, par exemple, détacher un membre du sol, on n'a qu'à élever l'os iliaque du côté correspondant, aussitôt ce membre monte, devient flottant et semble plus court. Si on désire lui rendre sa longueur, on laisse simplement l'os iliaque s'abaisser ; si enfin il est nécessaire d'augmenter sa dimension longitudinale dans l'action, par exemple de descendre un escalier, il faudra confier soit à la contraction musculaire du côté opposé au poids du corps le soin d'abaisser le côté correspondant du bassin.

Mêmes variations possibles dans la position assise.

Toutefois, l'élévation de l'os iliaque est seule possible, mais non son abaissement, puisque l'ischion serait arrêté sur-le-champ par la résistance du support. En revanche, un autre mouvement du bassin, à savoir sa rotation, projetant en avant ou portant en arrière un des os iliaques poussera ou retirera le fémur et fera paraître la cuisse correspondante plus longue ou plus courte.

Les changements que nous venons d'étudier sont naturels et physiologiques ; ils se rapprochent donc par là de ceux que nous avons étudiés sous le titre d'allongement et de raccourcissement physiologiques intrinsèques, mais ils en diffèrent sous deux rapports. En premier lieu, parce qu'ils ne font en réalité que de placer l'appendice ilio-crural sans modifier sa longueur, en second lieu, parce que la cause du déplacement réside en dehors de cet appendice, la mobilisation initiale du bassin provenant soit de la pesanteur, soit de la contraction des muscles pelvi-rachidiens. Pour ces motifs, nous les appellerons *allongement et raccourcissement physiologiques apparents et extrinsèques*. Ces déplacements jouent, comme nous le verrons, un grand rôle en séméiologie et surtout en thérapeutique, ce sont les seuls que les chirurgiens ont signalés, négligeant les modifications de longueur apparente intrinsèque : ils les ont appelé allongement et raccourcissement apparents par opposition aux changements réels dans la longueur du membre inférieur.

Nous conserverons ces termes parce qu'ils sont consacrés par l'usage, mais nous convenons qu'ils seraient avantageusement remplacés par ceux d'élévation et d'abaissement, de projection en avant ou de retrait en arrière de l'os iliaque, indiquant à la fois l'origine du déplacement et le rôle passif du membre inférieur.

Quoi qu'il en soit de l'appellation, il faut savoir les mesurer. La chose n'est point malaisée. Puisque ces changements dépendent exclusivement des déplacements de l'os iliaque, il suffit de constater la situation normale ou accidentellement prise par ce dernier, ou pour rendre l'examen plus facile, de reconnaître la position de l'un des points fixes de l'os coxal, soit par exemple du plus accessible d'entre eux, c'est-à-dire de l'épine iliaque antéro-supérieure. Mais ceci demande quelque développement.

Chaque déplacement a un point de départ, un minimum et un maximum ; ces degrés sont naturellement subordonnés à la position de l'os iliaque et à la mobilisation que cet os peut subir. Quand il occupera une certaine situation, dite moyenne, le membre inférieur ne sera ni abaissé, ni élevé, ni projeté en avant ni retiré en arrière, en d'autres termes ne présentera ni allongement, ni raccourcissement apparent, mais la moindre migration de l'os des îles, dans une direction capable de mettre en jeu la solidarité déjà connue, fera naître aussitôt ces apparences au minimum quand la migration iliaque sera minime, ou maximum quand elle atteindra à des limites extrêmes.

Le problème se réduit donc à déterminer la situation moyenne de l'os iliaque. Or, sans entrer dans la discussion du procédé usité en mécanique pour fixer la situation susdite d'un point jouissant d'une mobilité restreinte,

nous admettons comme situation moyenne ou normale
de l'os des îles celle dans laquelle il n'est ni plus haut,
ni plus bas, ni plus en avant, ni plus en arrière que son
congénère; en d'autres termes, celle dans laquelle les
deux moitiés du bassin sont dans une position tout à
fait symétrique.

En pratique cette symétrie et par conséquent l'état
opposé ou asymétrie, ne sont pas difficiles à constater ;
il suffit en effet de prendre sur chaque os iliaque un
point similaire, soit par exemple l'épine iliaque antéro-
supérieure, et de comparer attentivement la situation
relative et respective de ces deux apophyses. Il y aura
nécessairement symétrie quand elles seront toutes deux
dans un plan coupant le corps perpendiculairement à
son grand axe et à égale distance d'un autre plan
horizontal ou perpendiculaire à l'horizon et tangent à la
face postérieure du corps tout entière, ou, si l'on préfère
une autre donnée plus pratique peut-être, quand la
ligne qui les réunit ne présentera d'obliquité en aucun
sens, ni de haut en bas, ni de droite à gauche, ni d'avant
en arrière. Or, à l'état normal car, nous ne cessons de
le répéter, pour dire d'une position qu'elle est anormale,
il faut déterminer en quoi consiste la position dite normale, à l'état normal, disons-nous, quelle que soit
l'attitude du sujet, quand les deux moitiés du bassin
sont dans une situation absolument semblable par rapport à l'axe général du corps, les deux os iliaques sont
au même niveau dans le sens vertical et dans le sens
antéro-postérieur et les points semblables de chacun sont
symétriquement placés, de sorte que pour reconnaître

pratiquement la position normale et habituelle, anormale et accidentelle, du bassin, il suffit de constater que deux points de repère semblables pris sur les deux os iliaques sont symétriquement ou asymétriquement disposés.

Ainsi pour apprécier l'allongement ou le raccourcissement extrinsèques du membre inférieur dans le sens vertical on n'a qu'à mesurer de combien l'épine iliaque s'est abaissée ou élevée. Ainsi encore on calculera la projection ou le retrait dans le sens antéro-postérieur en notant le déplacement en avant ou en arrière de cette même épine. Le ruban métrique ou simplement la vue permet d'évaluer rigoureusement ces différences.

Nous avons dit ci-dessus qu'il y avait lieu de considérer les cas de mobilisation secondaire du bassin par action du membre inférieur. Ceci se présente toutes les fois que celui-ci prend son point d'appui sur le sol. Dans les différents mouvements qu'il est susceptibles de faire (extension, flexion, abduction, adduction, rotation), il entraîne le bassin, il est le support : il l'élève ou l'abaisse, il le porte en avant ou en arrière. Il en résulte une catégorie spéciale de changements de longueur, physiologiques comme les autres, mais observées dans des conditions spéciales de fonctionnement du membre. Nous proposons de les appeler, avec le professeur Verneuil : *allongements et raccourcissements fonctionnels du membre inférieur.* Ce terme conviendra également aux modifications survenant dans les divers modes de station et dans les variétés de la marche.

§ III. — *Du membre inférieur en rapport avec son congénère
(appareil pelvi-crural) et avec la colonne vertébrale (appareil vertébro-pelvi-crural).*

Si on se rappelle bien ce que nous avons dit dans les
paragraphes précédents, on verra que, pour traiter avec
méthode ce sujet si difficile de la physiologie des membres inférieurs, nous avons dû procéder du simple au
composé : qu'après avoir étudié le membre inférieur détaché de ses connexions avec le bassin, nous l'avons
examiné réuni à la moitié correspondante du bassin
pour constituer l'*appendice ilio-crural;* nous allons
enfin parler de l'*appareil pelvi-crural,* constitué par la
réunion des deux appendices ilio-cruraux, ou, en d'autres termes, pour l'association des deux membres inférieurs et des deux moitiés du bassin. Les quatre pièces
qui, théoriquement, composent cet appareil sont, en
réalité, réduites à trois, par suite de la conjonction intime des deux os iliaques entre eux et avec le sacrum.
De ces trois pièces, l'une, la ceinture pelvienne, est
impaire et médiane; les deux autres, membres inférieurs
droit et gauche, sont paires, latérales, attachées à la
première par leur extrémité supérieure.

Les deux appendices ilio-cruraux se fusionnent sur la
ligne médiane par leur portion iliaque seule, car leur
portion crurale droite et gauche reste absolument indé-
pendante. Quant à leur conjonction des deux pièces paires
avec la pièce impaire, elle se fait non point à l'extrémité
de l'axe total de l'appendice, c'est-à-dire au niveau des

épines iliaques antéro-supérieures, mais bien au niveau de la réunion de l'axe iliaque avec l'axe crural, en d'autres termes, au niveau du fond des cavités cotyloïdes, de sorte que l'axe de la pièce impaire est représenté par la ligne transversale bicotyloïdienne réunissant les deux points d'attache des membres inférieurs. De sorte encore, que les deux axes iliaques, tels que nous les avons définis restent en dehors de la figure géométrique schématique que déterminent les axes des trois pièces de l'appareil pelvi-crural.

Cette figure, en effet, se compose de trois lignes ou côtés, l'une transversale invariable, dans sa dimension, ligne bicotyloïdienne, les deux autres longitudinales, perpendiculaires ou obliques sur la première, incapables de changer de longueur ensemble ou séparément et d'être par conséquent, égales ou inégales, ce sont les côtés ou axes cruraux dont nous connaissons déjà les propriétés. Ces trois lignes interceptent deux angles pelvi-cruraux, ouverts en dedans, susceptibles de varier de façon à être égaux ou inégaux et d'être situés dans un même plan ou dans des plans différents. En réunissant ces données à celles que nous avons exposées dans les chapitres précédents, nous pouvons désormais connaître les changements de dimension qui surviennent dans l'appareil pelvi-crural, changements qui résultent naturellement de mouvements divers exécutés par les pièces de cet appareil, et que laissait prévoir leur indépendance et leur solidarité déjà étudiées. La conjonction des deux membres inférieurs et du bassin ne portent, en certains cas, aucune atteinte à leur indépendance réciproque. Chacun d'eux à la condition de trouver sur un point intermédiaire, comme, par exemple, dans la position à califourchon, un point d'appui, pourra se mouvoir isolément. Nous avons déjà montré que le membre inférieur est capable de s'allonger et de se raccourcir, de se porter dans l'adduction, l'abduction, la flexion, etc., sans que l'os iliaque se déplace aucunement. L'indépendance du membre droit vis-à-vis du membre gauche, n'est pas moins évidente, car le déplacement du premier n'implique nullement la mobilisation du second et lorsque l'un d'eux se meut, c'est souvent pour prendre les positions les plus disparates.

Enfin, le bassin lui-même, dans le décubitus dorsal, peut exécuter certains mouvements, tels que l'abaissement et l'élévation dans le sens antéro-postérieur sans que les membres inférieurs éprouvent le moindre déplacement.

En regard de cette indépendance due aux glissements des têtes fémorales sur les cavités cotyloïdes et vice versâ, il faut placer la dépendance ou solidarité, non moins manifeste, des trois pièces de l'appareil pelvi-crural. Elle résulte à son tour de la disposition déjà signalée des articulations coxo-fémorales en vertu de laquelle tel déplacement du fémur entraîne nécessairement l'os iliaque et réciproquement. On comprend donc à priori qu'un mouvement du membre inférieur mobilise d'abord la moitié correspondante du bassin et, par suite, le bassin tout entier, puis, par l'intermédiaire de ce dernier, se transmette enfin jusqu'à l'autre membre, qu'un mouvement parti du bassin déplace tantôt un seul membre inférieur et tantôt les deux à la fois.

Ces suppositions sont faciles à vérifier expérimentalement, aussi la solidarité des trois pièces ne pouvant être mise en doute, il ne reste plus qu'à en déterminer les conditions, à en donner l'interprétation et à en exposer les conséquences au point de vue spécial qui nous occupe, c'est-à-dire les changements de longueur physiologique des membres inférieurs.

L'observation constate d'abord deux formes de cette solidarité, tantôt la mobilisation simultanée se borne à deux pièces seulement : un membre inférieur et le bassin; l'autre membre restant immobile (solidarité partielle); tantôt les trois pièces s'ébranlent à la fois ou du moins successivement, l'impulsion passant de l'une pour se transmettre aux deux autres (solidarité totale.) Cette dernière forme elle-même, comporte deux variétés distinctes suivant que les trois pièces se déplacent dans la même direction ou bien que les deux appendices ilio-cruraux semblent se mouvoir en sens inverse. Ces différences sont dues à la source du mouvement initial, à l'intensité de ce mouvement, enfin aux résistances capables de lutter contre lui. Pour comprendre ces différences il faut ajouter à la description sommaire que nous avons donnée de l'appareil pelvi-crural, un détail jusqu'ici passé sous silence. Cet appareil en effet n'est pas isolé du reste du corps, il est au contraire réuni au tronc par la colonne lombaire qui vient s'articuler par son extrémité inférieure avec le sacrum. Schématiquement et pour la commodité de l'étude nous pouvons admettre que l'axe du rachis vient tomber perpendiculairement sur le milieu de la ligne bicotyloïdienne qu'il divise, ainsi, en deux moitiés égales. Cet appareil ainsi complété et qu'on peut appeler *appareil vertébro-pelvi-crural* représente assez exactement la balance vulgaire et ses quatre pièces principales savoir : la *tige de suspension* : axe vertébral, *le levier horizontal* : ligne bicotyloïdienne, les *deux branches verticales* : membres inférieurs. La quatrième pièce, c'est-à-dire le tronc, jouit d'une certaine indépendance, sur le bassin et réciproquement, mais la solidarité se constate bien plus souvent encore. Indépendance et solidarité dépendent de la mobilité à la fois inconstestable et très minime dans la symphyse sacro-vertébrale et de la flexibilité à la fois évidente et assez restreinte de la colonne lombaire.

Toutes les données du problème étant acquises, nous pouvons étudier maintenant le jeu compliqué de cet appareil. Ses diverses pièces sont mises en mouvement par des forces : contraction musculaire, pesanteur, impulsions externes multiples, synergiques ou antagonistes.

Il nous suffit pour le moment d'en constater les effets.

Or ceux-ci varient suivant le point d'application des forces (sur l'une quelconque des quatre pièces).

A. Sur le tronc qui peut être attiré en haut (action de se suspendre par les mains), ou poussé en bas (action ordinaire de la pesanteur) : dans ce cas, toutes les pièces de l'appareil pelvi-fémoral montent ou descendent en même temps, et j'ajoute d'une quantité égale s'il n'y a pas d'autre résistance à surmonter que le poids de leur masse.

Le tronc peut se mouvoir en avant, en arrière ou s'incliner sur un côté : tant que les limites de la flexibilité

M.   4

lombaire et de la mobilité sacro-vertébrale ne sont pas dépassées, le bassin reste immobile, mais aussitôt ces bornes franchies, il s'ébranle à son tour, s'incline en avant ou se redresse en arrière, s'élève ou s'abaisse suivant le sens de l'inclinaison latérale du tronc. Dans ce dernier cas la ligne bicotyloïdienne de transversale devient nécessairement oblique; et comme elle ne peut se mouvoir par une de ses extrémités, sans entraîner les appendices qui s'y attachent, on voit ceux-ci se mouvoir à leur tour.

S'ils sont dans l'extension, qu'advient-il? Un allongement du côté qui s'abaisse, un raccourcissement du côté qui s'élève, tous deux apparents, tous deux égaux.

Lorsque les membres ainsi déplacés, restent parallèles à l'axe du corps, il formeront nécessairement avec la ligne bicotyloïdienne celui qui est élevé un angle aigu, celui qui est abaissé un angle obtus, c'est-à-dire que le premier sera dans l'adduction et le second dans l'abduction. C'est cette situation que J. Guérin a appelé *obliquation des fémurs* et qui est si fréquente dans la coxalgie.

Supposons que les membres étant ainsi disposés on tente de faire tenir debout le sujet en expérience on verra que c'est impossible, le centre de gravité tombant en dehors de la base de sustentation, mais aussitôt l'incurvation lombaire se produit, le tronc se relève et l'équilibre est rétabli.

Le professeur Verneuil, dans une communication faite au Congrès de Lyon en 1873 a bien étudié ce point important de physiologie.

Le mouvement de balance du bassin a pour centre l'articulation sacro-vertébrale, et pour axe une ligne fictive traversant d'avant en arrière cette articulation. Mais comme les mouvements de cet article sont très limités, le déplacement a des centres multiples répondant à plusieurs articulations de la colonne lombaire, aussi l'axe vertébral correspondant devient-il le siège d'une incurvation à concavité regardant du côté où le bassin s'élève.

Au lieu de s'incurver la colonne vertébrale peut simplement s'incliner latéralement, à droite, par exemple, il en résulte une élévation de l'extrémité gauche de la ligne bicotyloïdienne : d'où l'ascension du membre inférieur correspondant à condition que son congénère soit fixe, sinon il y a abaissement du membre droit.

Nous venons de voir deux groupes de mouvements consécutifs à une mobilisation de la colonne vertébrale : 1° dans le sens antéro-postérieur ; 2° dans le sens transversal. Il en reste un 3e dans un plan perpendiculaire à l'axe du corps.

Il est consécutif à une rotation rachidienne. La ligne bicotyloïdienne se meut d'arrière en avant ou d'avant en arrière. Supposons le corps suspendu et la colonne rachidienne se tordant de droite à gauche : l'extrémité droite de la ligne bicotyloïdienne et son appendice ilio-crural se portent en avant : par contre l'extrémité et le membre inférieur gauches seront transportés en arrière d'une égale quantité. Des deux épines iliaques, la droite devient plus antérieure et plus saillante, la gauche plus postérieure. Si le sujet est assis même évolution de la ligne bicotyloïdienne, les fémurs fléchis subissent un déplacement horizontal au prorata de celui des épines iliaques :

il s'ensuit que le droit est plus saillant, paraît allongé en un mot.

Si le sujet est couché, il n'y a qu'une des extrémités de la ligne bicotyloïdienne qui se déplace, entraînant avec elle l'extrémité supérieure de l'appendice ilio-crural correspondant, mais sans modifier sa longueur, pourvu que ce mouvement ne dépasse pas certaines limites bien entendu.

B. Force appliquée sur les membres inférieurs.

Nous avons épuisé toute la série des déplacements consécutifs aux mouvements de la partie supérieure de l'appareil vertébro-pelvi-crural, il est évident que l'inverse est rigoureusement exact et que tout déplacement dans l'extrémité inférieure de cet appareil amène les déplacements inverses dans l'axe vertébral : c'est ainsi qu'une flexion des deux membres détermine une lordose lombaire qu'une élévation d'un des membres amène une scoliose, après avoir produit une obliquité de la ligne bicotyloïdienne, etc.

C. Enfin toute force mobilisant la pièce intermédiaire, le bassin, agit nécessairement sur les deux précédentes.

En résumé : « L'observation, dit le professeur Verneuil, démontre que dans le mouvement qui nous occupe, la plus étroite solidarité existe entre les déplacements partiels des trois segments superposés, tronçon lombaire, bassin, membres inférieurs, que toute incurvation du premier (le tronc restant fixe) amène fatalement la double inclinaison du second, et la position asymétrique des troisièmes; que tout mouvement de la balance du bassin implique la scoliose lombaire en haut, et en bas l'allongement et le raccourcissement simultanés des membres inférieurs (supposés dans l'extension) : — qu'enfin la position, à des hauteurs différentes des deux fémurs, les membres étant étendus, supposés de même longueur et non luxés, entraîne inévitablement la double obliquité de la ligne bicotyloïdienne et l'incurvation latérale de la colonne lombaire. »

Jusqu'ici nous avons décrit les différentes situations de l'appareil vertébro-pelvi-crural, en elles-mêmes voyons leurs causes et étudions leur mécanisme. Il nous faut le faire suivant les 3 groupes de mouvements.

A. Mouvements dans le sens antéro-postérieur.

a) Mouvement de flexion : ils sont dus à l'action des muscles de la paroi abdominale antérieure, au psoas-iliaque, au couturier et au droit antérieur.

b) Mouvement d'extension : muscles pelvi-rachidiens, grand fessier, biceps, demi-tendineux, et demi-membraneux.

Nous avons assez longuement décrit le mécanisme de ces deux mouvements pour y revenir.

B. Mouvements dans le plan transversal, mouvements de balance.

Ce sont les plus compliqués. Le professeur Verneuil (1) a donné une minutieuse analyse de leur étiologie et de leur mécanisme, nous ferons de larges emprunts au mémoire de notre cher maître.

Supposons l'ascension de la crête iliaque droite. Elle peut s'effectuer de plusieurs façons :

_____

(1) Verneuil. Assoc. française pour l'avancement des sciences, 1873.

1° *Par propulsion immédiate* de bas en haut de l'os iliaque droit.

Dans la position assise ou session (vieux mot inusité de nos jours et qui mériterait d'être rendu au langage physiologique); sur un plan ascendant de gauche à droite ou à califourchon, quand l'axe du corps se porte à gauche de la crête du support.

2° *Par propulsion médiate*, ou par l'intermédiaire des os du membre inférieur : dans la position à genoux sur un plan oblique, dans la station verticale sur un sol irrégulier, ou lorsqu'on se tient debout sur les deux pieds, dont le gauche par exemple, est nu et le droit muni d'une chaussure à talon. Enfin dans le décubitus horizontal, lorsque le membre droit, étant rigide quelqu'un presse de bas en haut sur le talon.

3° *Par traction verticale*, exercée par les muscles qui, prenant leur insertion fixe sur le côté du rachis et du thorax attirent en haut leurs insertions mobiles et élèvent par conséquent l'os iliaque ou le côté correspondant du sacrum : muscle carré des lombes et obliques.

4° *Par traction horizontale*. Lorsque, dans le décubitus dorsal on porte l'abduction du membre inférieur droit par exemple au delà de ses limites naturelles, on voit l'os iliaque correspondant s'élever.

Voici comment ce mouvement s'explique d'après le professeur Verneuil. L'abduction se fait sans mobilisation du bassin jusqu'au moment où les muscles adducteurs (en particulier le droit interne) et la partie inférieure de la capsule sont arrivés à un degré d'extension maximum qui limite l'écartement du membre; si le fémur continue à se porter en dehors, les agents fibreux et musculaires susdits, transformés en cordons inextensibles, suivent l'os de la cuisse et entraînent nécessairement en dehors et en haut sa partie sous-cotyloïdienne, de façon que, par suite d'un mouvement de bascule, ayant pour centre l'articulation, sa partie suscotyloïdienne, c'est-à-dire l'ilion, se porte en haut et en dedans.

Telles sont les causes qui élèvent une des extrémités de la ligne bicotyloïdienne ou un des os coxaux : voyons celles qui l'abaissent.

Soit par exemple l'os coxal gauche : 1° traction mécanique exercée médiatement de haut en bas sur le membre inférieur correspondant et suivant l'axe longitudinal de ce membre ; 2° traction immédiate exercée sur la partie suscotyloïdienne de l'os iliaque ; 3° contraction des muscles vertébro et thoraco-iliaques de l'autre côté, c'est-à-dire des muscles qui élèvent simultanément l'os iliaque droit.

Or dans quelles circonstances voit-on ces causes agir ? Quand comme le fait remarquer M. Verneuil, dans un but thérapeutique on pratique l'extension continue du membre inférieur gauche, ou qu'on place le membre sur le double plan incliné. — Dans l'adduction forcée de ce même membre (par le mécanisme décrit ci-dessus, mais en sens inverse). Enfin l'abaissement de l'os coxal gauche peut-être produit par toutes les causes qui élèvent le droit et notamment des muscles lombo et thoracoiliaques (c'est ce qui a lieu à droite quand dans le décubitus dorsal, on essaie de repousser un corps quelconque avec le pied gauche).

En somme, dit le professeur Verneuil, les causes efficientes de l'oscillation pelvienne se réduisent à trois, « la contraction des muscles lombo et thoraco-iliaques, les impulsions passives que le bassin reçoit du dehors, l'exagération des mouvements d'abduction et d'adduction. »

Quelle que soit du reste la cause, celle des trois pièces de l'appareil vertébro-pelvi-crural qui recevra la première l'impulsion présentera le maximum de déplacement : colonne vertébrale si ce sont les muscles lombo-iliaques qui sont les agents d'impulsion, appendice ilio-crural si c'est le membre inférieur qui est soulevé, etc.

C. Mouvement dans le plan perpendiculaire à l'axe du corps, mouvement de rotation du bassin, en vertu duquel, une des épines iliaques se porte en avant, tandis que l'autre se porte en arrière. Ce mouvement peut se faire de plusieurs façons comme ci-dessus.

1° *Par propulsion immédiate* d'arrière en avant, comme dans le décubitus dorsal sur un plan inégal, l'os coxal droit, par exemple, reposant sur une saillie, ou d'avant en arrière, par une pression directe sur l'épine iliaque quand on veut modifier la situation du bassin.

2° *Par propulsion médiate*, par l'intermédiaire du membre inférieur porté en avant ou en arrière en totalité.

3° *Par traction*, d'après deux mécanismes : a. par contraction des deux obliques, ceux de droite par exemple, prenant leur point d'appui sur le thorax, l'épine iliaque droite se porte en avant; b. par torsion de la colonne lombaire dépassant les limites naturelles. Là encore c'est l'épine droite qui se porte en avant si la torsion se fait de droite à gauche.

§ IV. — *Du membre inférieur comme support, ou de la station bilatérale et unilatérale.*

On a depuis longtemps distingué la station en bilatérale et unilatérale, suivant que le poids du corps repose sur les deux membres à la fois ou sur un seul. Cette division mérite d'être conservée : mais ici encore, des définitions exactes ne sont pas inutiles. On doit considérer comme station verticale sur les deux pieds, ou station bilatérale, la position debout, dans laquelle le poids du corps est également ou inégalement partagé entre deux supports et comme station verticale naturelle sur un seul pied ou station unilatérale ou position hanchée, celle où le poids est porté par un seul des membres, le pied du côté opposé, quoique reposant à terre ne servant que très peu ou même pas du tout comme moyen de sustentation.

C'est la définition de ces deux états que donne Longet : c'est celle que nous adopterons.

Etudions ces deux positions physiologiques.

A. — *Station bilatérale.* — Elle a pour caractère essentiel avons-nous dit, le contact de l'extrémité inférieure des deux membres avec le sol, et la répartition égale ou inégale du poids du corps entre les deux supports. Elle affecte, du reste des formes diverses que les physiologistes n'ont pas cru devoir décrire minutieusement et que les pathologistes ont cependant grand intérêt à connaître.

Elle est symétrique et asymétrique.

I. La station symétrique est caractérisée anatomiquement par l'égalité de longueur des membres et physiologiquement par la répartition égale du poids du corps entre eux deux : elle est par là même divisée en parfaite et imparfaite.

Quelques exemples feront bien saisir cette distinction. Dans la station verticale sur les deux pieds et sur un sol uni (position debout ordinaire), le bassin horizontal et les deux membres inférieurs verticaux figurent un portique à deux piliers perpendiculaires au sol, parallèles entre eux, et à l'axe général du corps, d'égale longueur et reposant sur des bases d'égale dimension.

Les trois côtés du portique forment avec le plan résistant qui les soutient un quadrilatère ou un parallélogramme rectangulaire, à grand axe vertical, lequel représente la longueur des piliers ou la hauteur du portique. Les deux membres inférieurs sont dans l'extension complète, parallèle à l'axe du corps qui passe à égale distance de l'un et de l'autre, et parallèles entre eux; les deux malléoles internes sont distantes de vingt à vingt-cinq centimètres. De plus dans leur rotation légère en dehors, les axes des pieds forment une angle ouvert en avant. Les rainures interfessières et vulvaires sont sur la verticale; il y a un certain degré de lordose lombaire. Les plis inguinaux et fessiers sont rigoureusement symétriques, d'où symétrie parfaite du trident vulvo-inguinal, chez la femme et l'Y inguino-pénien chez l'homme, et l'égalité des angles génito-cruraux chez les deux : les saillies trochantériennes et fémorales sont symétriques et égales, les plis fessiers sont également symétriques.

On retrouve toutes ces conditions (de symétrie parfaite) : dans la positon accroupie, où les deux piliers forment deux tiges brisées, et présentent le maximum du raccourcissement intrinsèque ; dans la station sur la pointe des pieds, où l'on constate le maximum de l'allongement intrinsèque ; dans la double adduction quand les deux talons se touchent ; dans la double abduction quand les deux piliers s'écartant forment avec la ligne bicotyloïdienne des angles obtus ouverts en dedans. Seulement le quadrilatère change de forme : dans les deux premiers cas il se raccourcit ou s'allonge tout en restant rectangulaire ; dans les deux seconds il devient trapézoïde à côtés égaux convergents ou divergents, mais toujours égaux.

Dans la symétrie imparfaite, les piliers restent toujours égaux en longueur, et le côté supérieur et inférieur du quadrilatère toujours parallèles, mais deux cas se présentent : 1° les deux membres ne sont plus dans le même plan transversal, tout en restant à égale distance de la ligne médiane, l'un deux légèrement fléchi se porte en avant, l'autre plus ou moins étendu reste en arrière.

Le bassin toujours horizontal est soutenu par des supports obliques au même degré, l'un antérieur, l'autre postérieur. Le quadrilatère devient plus compliqué : la ligne bicotyloïdienne et la ligne bipédieuse restent horizontales, mais les plans verticaux auxquelles elles

appartiennent se coupent à angle aigu par la partie
moyenne.

2° Un deuxième cas s'observe : c'est la situation bilatérale sur un sol oblique ; les deux membres sont parallèles et d'égale longueur, mais l'un deux est nécessairement plus élevé que l'autre et, par conséquent, il
repousse en haut l'os iliaque correspondant. La tige
bicotyloïdienne est forcée de devenir oblique au même
degré que le plan du sol pour maintenir le parallélisme,
le membre élevé est dans l'adduction, l'autre dans l'abduction : le quadrilatère cesse d'être rectangulaire pour
devenir lozangique.

Ces deux exemples montrent bien les différences qui
existent entre la longueur fonctionnelle et les longueurs
physiologiques intrinsèques et extrinsèques. Dans le premier les deux membres ont la même longueur fonctionnelle, comme supports, puisque la ligne bicotyloïdienne
restant horizontale ; ses deux extrémités demeurent à
une égale distance du sol, mais ils n'ont plus la même
longueur intrinsèque : en effet le membre placé en avant
devient plus long par le fait de l'extension du pied sur
la jambe (allongement intrinsèque) et le membre qui
reste en arrière devient plus court par la flexion du pied
(raccourcissement intrinsèque).

Dans le second les deux supports sont d'égale longueur
puisque pour les deux la distance entre le faîte et la
base est la même, cependant l'obliquité du sol fait que
le membre le plus élevé est dans un état de raccourcissement extrinsèque et que le membre abaissé est au contraire dans un état d'allongement apparent.

Il va de soi que dans la station bilatérale symétrique parfaite ou imparfaite le poids du corps est également réparti entre les deux membres. Car il serait impossible de concevoir deux piliers égaux en longueur, reposant sur un plan solide soutenant une ligne parallèle à ce plan et ne partageant pas la charge par moitié.

II. La station bilatérale asymétrique est caractérisée anatomiquement par l'inégalité de longueur fonctionnelle des membres et physiologiquement par l'accumulation plus considérable de la charge sur l'un deux. Chaque membre ayant une position particulière et une fonction spéciale, doit être décrit à part : l'un deux est rigide, immobile, c'est le support principal, l'autre est flexible, mobilisable et joue le rôle de soutien ou même d'appui latéral ou d'étai. Le spécimen le mieux connu est la position hanchée qu'on décrit à tort comme un type de station unilatérale. Dans cette attitude, le bassin n'est plus horizontal ni parallèle au plan du sol, devenu oblique il se rapproche de ce plan du côté du membre étai.

La longueur fonctionnelle étant mesurée par la verticale étendue de la ligne bicotyloïdienne au sol, ou pratiquement, par une ligne étendue de l'épine iliaque antéro-supérieure au sol, le membre support est nécessairement plus long et le membre étai plus court, mais d'autre part l'abaissement de l'os iliaque met ce dernier en état d'allongement extrinsèque.

Pour comprendre comment un même membre peut offrir à la fois le raccourcissement fonctionnel et l'allongement extrinsèque, il faut se rappeler les changements de longueur intrinsèques qu'il peut subir. Pour détruire

les effets de l'abaissement du bassin (allongement extrinsèque), il suffit de fléchir les segments du membre du
même côté : aussitôt un raccourcissement intrinsèque
s'établit, qui détruit l'allongement extrinsèque. La flexion
susdite peut se faire au niveau du genou ou de la hanche,
l'abduction et l'adduction produisent le même résultat ce
qui fait que dans la position hanchée le membre étai,
fonctionnellement plus long peut figurer soit une ligne
brisée soit une ligne droite, rester dans le même plan que
l'autre, ou se porter en avant, ou en arrière et même croiser le membre support au niveau du tibia. Finalement
nous avons le résultat suivant. Le membre support rectiligne, légèrement oblique de bas en haut et de dedans en
dehors et en adduction reste fixe dans cette position. Le
membre étai varie infiniment sa position tantôt rigide,
tantôt brisé, dans la flexion, l'extension, l'adduction ou
l'abduction. Le quadrilatère est toujours irrégulier, aucun
côté n'étant parallèle à son congénère, aucun angle
n'étant égal à l'angle opposé. Deux des côtés sont fixes
et commune est leur longueur, savoir la ligne bicotyloïdienne et le membre support, les deux autres côtés, savoir
la ligne bipédieuse et l'axe du membre étai sont susceptibles de changements considérables.

A côté de la position hanchée, que nous avons déjà vu
varier beaucoup par la position du membre mobile nous
pouvons décrire d'autres variétés de station bilatérale
asymétrique, celle par exemple dans laquelle le membre
support est à la fois fonctionnellement et intrinsèquement
plus court que le membre étai; lorsque, par exemple,
étant hanché sur la jambe gauche vous augmentez la lon-

gueur intrinsèque par l'extension forcée du pied, augmentation qui a pour résultat de soulever l'os iliaque correspondant.

Dans toutes ces positions asymétriques les modifications morphologiques sont les suivantes :

Supposons la position hanchée gauche :

Le grand trochanter semble plus saillant et la fesse plus étendue ; la fente vulvaire ou l'axe du pénis prolongé tombe sur la cuisse support ; le sinus génito-crural gauche se ferme, le pli inguinal se déprime à la partie interne d'où une asymétrie du trident vulvo-inguinal, ou de l'Y inguino-scrotal. Le pli fessier garde sa place. Par contre le membre droit se place dans l'abduction et la rotation externe. Le bassin descendant de ce côté amène un allongement que corrige la flexion au pli de l'aine et au genou. Le sinus génito-crural droit s'ouvre, le pli fessier s'abaisse ainsi que le pli inguinal.

A la lordose s'ajoute un peu de scoliose à convexité droite. Parfois, quand le membre droit s'est porté un peu en avant l'épine iliaque correspondante proémine et la colonne lombaire se tord sur son axe longitudinal.

L'axe prolongé du corps vient toucher la malléole interne gauche et s'écarte beaucoup de la droite.

Nous ne pousserons pas plus loin la description des variétés de la station bilatérale asymétrique dont nous espérons avoir suffisamment exposé les caractères fondamentaux. Mais ceci nous permet de présenter, sous un nouveau jour, les trois variétés de changement de longueur physiologique des membres.

Toutes les trois variétés sont indispensables au fonctionnement du membre dans la station, et dans la marche, car toutes trois sont solidaires, chacune joue, par rapport aux deux autres tantôt le rôle d'adjuvant, tantôt le rôle de correctif ou de compensateur parce que dans la station symétrique le poids du corps également réparti sur les deux membres ont la même longueur fonctionnelle. Si l'un se porte en avant et s'allonge il faut que l'autre se porte en arrière pour se raccourcir d'une quantité égale : si l'un des membres se porte en dehors il faut que l'autre se porte en dedans d'une quantité égale et aussitôt la symétrie est rétablie.

Si sur un sol oblique l'un des membres est élevé il faut que l'autre s'abaisse d'une quantité égale pour que le parallélisme persiste entre les deux plans du bassin et du sol. L'allongement extrinsèque corrige ici le raccourcissement extrinsèque.

Dans la station bilatérale asymétrique l'un des membres est fonctionnellement plus long et doit l'être, pour décharger le membre opposé et lui donner du repos, mais pour éluder le poids ce dernier doit nécessairement devenir plus court, l'abaissement du bassin s'allonge aussi doit-il se raccourcir intrinséquement et ainsi de suite.

Nous sommes actuellement en possession d'un moyen sûr et commode pour apprécier la symétrie ou l'asymé-trie des membres dans la station, il consiste non plus seulement à déterminer la situation isolée d'un membre ou même à comparer les deux membres entre eux, mais bien à tracer un quadrilatère avec la ligne bicotyloï-

dienne, la ligne bipédieuse, la ligne qui représente le plan
du sol, et enfin les deux membres : le quadrilatère étant
établi, il suffit de voir s'il est rectangulaire ou trapézoïde
ou irrégulier et d'une situation telle que la symétrie
existe ou n'existe pas, et de savoir d'où provient l'asymétrie quand elle est constatée. Le même procédé convient, nous le verrons dans un instant, dans la position
couchée.

B.— *Station unilatérale.* — Le poids du corps repose
sur un seul membre, l'autre devient libre et demeure
suspendu au bassin : il peut encore toucher le sol mais
sans y prendre un point d'appui.

Dans cette attitude, un seul membre est actif et soutient
à lui seul le poids du tronc et des membres supérieurs;
le poids du bassin et jusqu'au poids de l'autre membre,
qui alors est devenu indépendant et peut exécuter librement tous les mouvements que lui permettent ses atta-
ches à l'os iliaque et subir en liberté l'allongement et
le raccourcissement intrinsèques et extrinsèques, s'écarter du sol ou au contraire y tomber mais à la condition
de n'y pas prendre un point d'appui, subir enfin tous
les changements de longueur imaginables, à la condition toutefois : 1° d'être toujours plus court que le support; 2° s'il touche le sol de n'y pas prendre de point
d'appui.

Il est en effet impossible de comprendre qu'un poids
reposant sur deux tiges égales en longueur pèse sur
l'une à l'exclusion de l'autre. Cette proposition est absolue et n'est pas infirmée par l'état de rigidité d'un des
deux membres et l'état de flexibilité de l'autre, si le poids

M.   5

ne repose pas exclusivement sur le premier et pèse un peu
sur le second ou ne peut plus dire qu'il y a station unilatérale.

En résumé la station unilatérale est caractérisée anatomiquement par le contact avec le sol d'un seul membre
et naturellement par l'accumulation sur ce membre
de tout le poids de la masse corporelle. Elle a pour conséquence inévitable la position asymétrique des deux
membres, et pour condition préalable nécessaire la brié-
veté plus grande, apparente bien entendu, du membre
détaché du sol.

Cette asymétrie dans les deux moitiés du bassin entraîne des modifications morphologiques qui naturellement ne sont que l'exagération des modifications déjà
signalées dans la position bilatérale asymétrique, inutile
de les décrire de nouveau.

§ V. — *Position assise.*

Dans la position assise il y a lieu de distinguer deux
cas :

1° Position assise sur les deux fesses. Les deux membres parfaitement symétriques sont dans la flexion, la
rotation en dehors, et l'abduction. Les cuisses divergent
assez pour que les genoux soient distants de 15 à 20 centimètres ou plus encore. Au contraire, les jambes con-
vergent le plus souvent de façon que les pieds, reposant
sur le sol par leur bord externe, arrivent au contact. Le
bassin regarde plus directement en haut, l'angle sacro-
vertébral et la convexité lombaires tendent à s'effacer :

dans l'attitude négligée existe un certain degré de cyphose.

2° Position assise sur une seule fesse, la gauche je suppose : l'asymétrie des membres reparaît sur tous les points. A gauche abduction rotation en dehors, flexion considérable au pli de l'aine et au genou : pied reposant sur le sol par son bord externe, ascension du côté correspondant du bassin avec retrait de l'épine iliaque en arrière. Torsion de la colonne lombaire, scoliose lombaire à convexité gauche : membre droit dans l'adduction, la rotation en dedans et dans l'extension moyenne.

Le pied repose sur le sol par son bord interne. Le genou droit est situé plus bas que le gauche, mais en revanche il le dépasse notablement en avant.

Comment dans la station assise mesurer les deux membres et voir s'il y a symétrie ou asymétrie ? rien de plus simple, remplaçons le sol ou la ligne bitalonnière par la ligne bicondylienne (ligne passant par le bord inférieur, devenu antérieur, des condyles des deux fémurs) le portique reparaît alors avec toutes ses propriétés et la figure, qu'il forme, sera un rectangle (symétrie) ou un parallélogramme (asymétrie).

§ VI. — *Position couchée ou décubitus.*

Cette position présente plusieurs variétés :

A. Décubitus dorsal. — Sur un plan uni et résistant, le contact se reporte sur les points suivants : talons, mollets, régions sacrée, scapulo-humérale, dorsale et occipitale : les membres inférieurs dans l'extension

presque complète et dans un léger degré de rotation
en dehors, sont sensiblement parallèles. Le rapprochement des genoux et des pieds jusqu'au contact est une
situation forcée; on constate très souvent un certain
degré de lordose lombaire, surtout, d'après le professeur
Verneuil, chez la jeune fille à partir de l'âge de dix ans,
plus rare chez l'adulte et les enfants. Signalons en passant cette cause d'erreur, la courbure normale pouvant
être prise pour de l'ensellure. Le trident vulvo-inguinal
et l'Y inguino-scrotal sont parfaitement symétriques.
La fente vulvaire et le raphé scrotal ont une direction
parallèle à l'axe du corps. Les deux épines iliaques sont
sur le même plan.

Si au lieu d'un plan résistant il s'agit d'un plan dépres-
sible, comme un bon lit par exemple, le bassin, par son
poids, détermine une cavité à son niveau : les cuisses
alors se fléchissement un peu sur le bassin. La lordose
disparaît et fait même place à une cyphose légère si la
tête et le haut du tronc sont soulevés à l'aide d'oreillers.

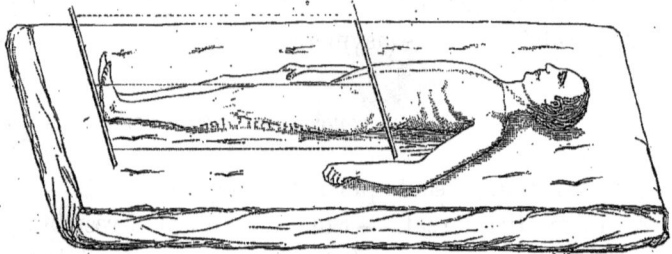

FIG. I.

Quoi qu'il en soit la morphologie reste la même, et,

comme nous le disions en étudiant la mensuration dans la station bilatérale, le même procédé est ici absolument applicable. C'est encore le portique mais un portique renversé à terre qu'on nous permette d'insister.

Le sujet étant dans la situation susdite et représentée par la fig. I (p. 68) on marque à l'encre ou au crayon dermographique la situation des deux épines iliaques antéro-supérieures que l'on réunit par une ligne horizontale, ou encore une attelle en bois placée de champ.

Une autre attelle est placée de champ sur la face plantaire, des deux talons : d'un coup d'œil on juge que la figure déterminée par les lignes biiliaques et bitalonnières d'une part, et les deux membres inférieurs d'autre part forme un rectangle, autrement dit que les deux axes ilio-fémoraux sont égaux. Du reste, si on a un point de doute, d'un ruban métrique (lignes pointillées de la fig. 1), porté de chaque côté de la ligne biiliaque à la ligne bitalonnière, en dehors du bord externe du pied correspondant, affirme la chose d'une façon mathématique.

Supposons, par parenthèses, que l'attelle plantaire soit appliquée verticalement sous les orteils de chaque pied placé à angle droit, on aura la longueur moyenne physiologique des deux membres inférieurs comme nous l'avons vu en étudiant le membre inférieur considéré en lui-même. Si nous établissons le schéma de ce portique nous avons la figure rectangulaire ci-jointe (fig. II, p. 70).

Si au lieu de mettre les membres inférieurs parallèles on les fait diverger d'une quantité égale par rapport à l'axe du corps le schéma du portique devient un quadrilatère à côtés latéraux égaux, mais dont deux seulement

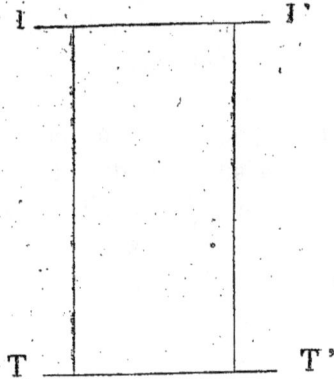

FIG. II. — Schema des deux membres inférieurs parallèles et en position symétrique. Dans cette figure II' représente la ligné biiliaque et TT' la ligne bitalonnière.

sont parallèles ainsi que le montre la figure III : c'est ce

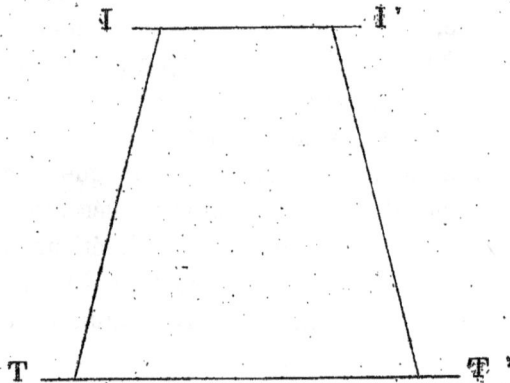

FIG. III.

que nous avons appelé un trapézoïde.

: Nous venons de voir le décubitus dorsal parfait, symétrique, mais il y a *l'asymétrique*. Tout comme nous
avons vu la station bilatérale asymétrique, c'est celui
où la ligne bicotyloïdienne, ayant subi un mouvement
d'ascension d'une de ses extrémités, la gauche par
exemple, est devenue oblique, forcément elle a déterminé l'ascension du membre gauche.

Le rectangle du schéma devient alors un parallélogramme (les membres étant supposés parallèles) les deux
côtés latéraux ne cessent pas d'être égaux, mais cependant
il y a *raccourcissement apparent* du membre élevé, comme
le montre la figure ci-dessous dans laquelle la ligne T'T"
indique la longueur du raccourcissement apparent.

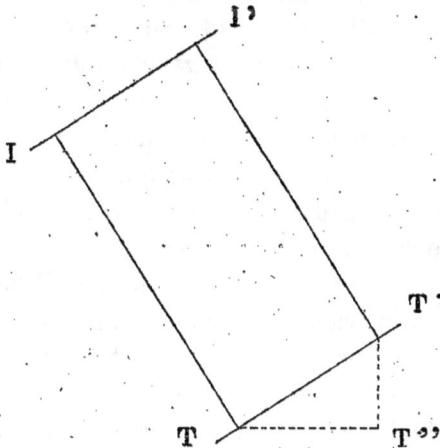

Fig. 1V. — Dans laquelle T'T" indique le raccourcissement apparent.

Dans cette situation il y a nécessairement une asymétrie
dans la morphologie des organes génitaux et des plis de
l'aine qui est absolument la même que celle que nous

avons décrite dans la station bilatérale asymétrique :
nous y renvoyons le lecteur.

Remarque importante : l'inégalité de situation des
épines iliaques dans le plan perpendiculaire à l'axe du
corps change la longueur des axes ilio-cruraux (côtés
du quadrilatère) quand, dans l'allongement parfait du
membre elle dépasse certaines limites, et quand le membre
est fléchi : chose aisée à comprendre car le fémur suit dans
ce dernier cas un déplacement parallèle à celui de l'épine
iliaque antéro-supérieure.

Ce qui revient à dire que les angles ilio-fémoraux antérieurs et latéraux ont une importance extrême dans la
mensuration et qu'il faut mettre les membres inférieurs
dans un parallélisme parfait. Supposons en effet que
l'angle ilio-fémoral antérieur gauche soit plus aigu que
son congénère, immédiatement l'œil dénote un défaut de
parallélisme entre les lignes biiliaques et bitalonnières et
le schéma du portique devient un quadrilatère dont tous
les côtés sont inégaux et le schéma n° 3 prend la forme
représentée dans la fig. V, p. 73.

Inutile d'ajouter que pour obtenir cela il faut mettre
les membres inférieurs en asymétrie. Nous verrons que
toutes les fois que cette figure se retrouve en clinique,
alors que les membres sont bien symétriquement placés
par rapport à l'axe du corps, il y a raccourcissement réel.

Enfin, les deux membres étant dans la position indiquée
par le schéma IV, si nous rendons plus aigu l'angle ilio-
fémoral antérieur gauche, nous avons une nouvelle figure
représentée par le schéma ci-contre (fig. VI, p. 73). Il en
découle une déduction identique à la précédente.

Nous avons dit que les modifications de longueur dûes

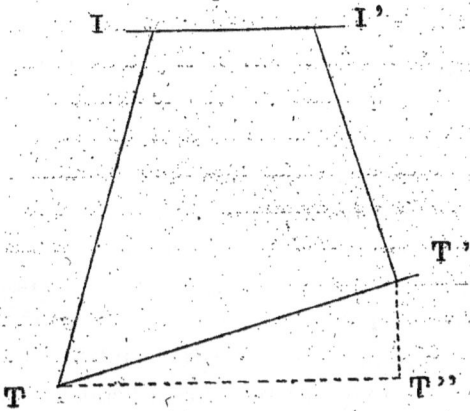

FIG. V. — Dans laquelle T'T' représente le raccourcissement réel.

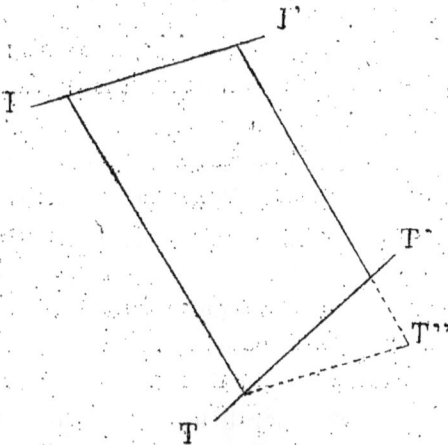

FIG. VI. — Dans laquelle T'T'' indique le raccourcissement réel.

au déplacement de l'ilium agissant sur l'axe crural, constituaient des modifications extrinsèques de l'appareil ilio-crural, et que celles causées par les mutations du sinus de l'angle ilio-fémoral antérieur et latéral, étaient des modifications intrinsèques. Or il y a longtemps que les auteurs ont signalé dans la coxalgie un allongement ou un raccourcissemsnt apparent à la vue, alors que la mensuration à l'aide du ruban métrique conduit comme le voulait Brodie de l'épine iliaque antéro-supérieure à la rotule, ou au condyle externe du fémur (ou à la ligne bita-lonnière naturellement), donnait des résultats opposés, eh bien, ces contradictions sont dues précisément au défaut de concordance de ces modifications intrinsèques et extrinsèques et on peut les produire à l'état normal.

C'est un point que la polémique entre Malgaigne et J. Guérin (Voy. Gaz. hôpit., année 1838, p. 73, 83, et 128) a mis en lumière.

Quelques exemples feront saisir la chose :

1er cas. — Le sujet est en décubitus dorsal, parfaitement symétrique, les épines iliaques sont sur la même ligne horizontale, et à la même hauteur, les membres parallèles entre eux et à l'axe du corps : il y a concordance parfaite entre les résultats de la vue et de la mensuration.

2e cas. — Les épines iliaques étant sur le même plan ; si on porte le membre gauche, par exemple, en abduction et le droit en adduction d'autant, de façon à ce qu'ils soient toujours parallèles, le membre gauche est en allongement apparent à la vue et en raccourcissement apparent à la mensuration : et cela par l'inégalité des deux angles ilio-fémoral latéraux, où, ce qui revient aumême, par l'obliquation des fémurs sur l'axe longitudinal du bassin, particularité sur laquelle J. Guérin a, le premier, attiré l'attention.

3e cas. — Les deux épines étant sur une ligne oblique, la gauche plus élevée, par exemple, si l'on porte les deux membres à gauche, de telle sorte que les fémurs soient en obliquation avec le bassin, il y a, à un certain moment, égalité apparente des deux membres à la vue et raccourcissement apparent du membre gauche à la mensuration. Mais que tout en laissant les épines dans la même situation, on mette les membres dans une situation parallèle à l'axe longitudinal du bassin, prolongé, et l'égalité entre les données de la vue et de la mensuration reparaissent comme dans le premier cas.

Il est une autre remarque importante, c'est que lors d'allongement parfait des membres inférieurs, il est indifférent que les épines iliaques antéro-supérieures, ne soient pas absolument sur le même plan horizontal. Leur inégalité, dans de minimes limites, n'empêche pas la distance relative, entre les lignes bipédieuse et biiliaque, de rester la même.

Nous pouvons donc résumer ce qui précède dans la proposition suivante : Dans la mensuration des membres inférieurs, il est indispensable pour éviter une des principales causes d'erreur, de placer les deux membres dans une situation absolument symétrique et parallèle à l'axe du corps, autrement dit de donner un sinus égal aux angles ilio-fémoraux antérieurs et latéraux.

C'est là, que le lecteur veuille bien le remarquer, la partie capitale de notre travail, le nœud de la question, car toutes ces données sont applicables en tous points à la mensuration dans la coxalgie. Nous verrons en effet : 1° qu'il faut toujours placer le corps comme nous l'avons fait ici ; 2° que toutes les fois que l'on n'obtient pas alors le rectangle il y a des modifications apparentes de longueur ; 3° qu'enfin toutes les fois qu'on a une figure en forme de trapèze il y a des modifications réelles.

Passons maintenant en revue, d'une façon rapide, les autres types de décubitus.

B. *Décubitus ventral*. — Le contact s'effectue sur la pointe des pieds fortement étendus, et dont l'axe converge ou diverge suivant les sujets, sur les genoux, l'abdomen, la région sternale, le menton. Les membres inférieurs sont dans l'extension complète, parallèles ou légèrement tournés soit en dedans soit en dehors. La colonne lombaire est droite, surtout si l'abdomen est volumineux et le plan résistant : elle s'incline légèrement en arrière si le haut du corps repose sur les bras fléchis ou sur des coussins.

C. *Décubitus latéral*. — Sur le côté gauche par exemple, les points de contact sont le bord externe du pied, la partie supérieure et interne de la cuisse. Le grand trochanter ; la paroi latérale de l'abdomen, du thorax ; le moignon de l'épaule, la région pariétale. Il est rare que les membres soient dans l'extension et rigoureusement superposés, rare aussi qu'on s'appuie sur la face externe du deltoïde, et sur la région pariétale. Cette attitude difficile à maintenir n'offrirait pas au contact une base assez large, supposons cependant cette situation prise. Le membre abdominal gauche, parallèle à l'axe du corps présente sa longueur maximum qu'augmente encore, en apparence, l'inclinaison du bassin dont la crête iliaque s'écarte de la dernière côte, d'où une scoliose très marquée à concavité droite, effacement relatif de la saillie trochantérienne. Le membre droit, pour toucher le membre gauche, se porte dans l'adduction et se raccourcit en apparence par ce fait aussi bien que par l'ascension de la crête iliaque droite.

La différence entre les deux membres est de trois centimètres en moyenne. Mais nous avons déjà dit que cette situation peu propre à l'équilibre était ordinairement modifiée pour augmenter la base de sustentation : en haut le bras se détache du corps et offre un appui à la tête, en bas les deux membres inférieurs s'abandonnent et cela de deux manières : tantôt le membre gauche se fléchit et représente une tige brisée au pli de l'aine et au genou; le membre droit se porte en arrière dans une extension plus ou moins forte, et prend appui sur le plan par le bord interne du pied : il est nécessairement dans la rotation en dedans et dans l'adduction. Parfois pour diminuer cette dernière, il se fléchit également et la face interne du genou vient reposer sur le mollet gauche.

Tantôt le membre gauche reste dans l'extension ; le membre droit passe au devant de lui, le croise à angle plus ou moins aigu au niveau de la cuisse, figure une ligne fortement brisée au pli de l'aine et au genou, et enfin se porte dans une forte adduction avec rotation en dedans pour aller rejoindre le plan qu'il va toucher par la face interne du genou, de la jambe et le bord interne du pied.

Le bassin et la colonne lombaire suivent ces différents mouvements des cuisses et changent avec eux. Dans le décubitus latéral parfait, exceptionnel comme nous l'avons dit, le grand trochanter touche le plan par sa face externe, les deux épines iliaques sont dans un même plan vertical. La face antérieure de l'abdomen regarde directement à gauche, la colonne lombaire est en scoliose pure : mais suivant que le membre droit reste en arrière ou passe en avant du membre gauche, le grand trochanter repose sur son bord postérieur, ou sur son bord antérieur, la ligne bitrochantérienne dont l'extrémité gauche touche le plan, décrit par son extrémité droite un arc de cercle plus ou moins étendu, le bassin, en d'autres termes, tourne de façon que l'épine iliaque antéro-supérieure droite, reste en arrière ou se porte en avant de l'épine opposée. Il y a outre la scoliose une torsion évidente de la colonne rachidienne.

Naturellement dans le décubitus latéral parfait il y a symétrie dans la morphologie de la région génitale et asymétrie dans le décubitus imparfait.

En somme si l'on veut bien le remarquer, on retrouve dans le décubitus latéral la symétrie et l'asymétrie signalées dans la station bilatérale.

§ V. — *Du membre inférieur comme agent de locomotion.*

Cette courte étude va nous faire en quelque sorte passer en revue les différentes propriétés du membre inférieur et en même temps de l'appareil vertébro-pelvi-crural.

Giraud-Teulon (1) décompose la marche en trois temps.

1° *Période de préparation*. Les jambes étant droites, le sujet, voulant partir du pied gauche incline le tronc, (axe vertébral) sur le côté droit.

2° *Phase d'oscillation*. Immédiatement l'os coxal gauche s'élève (par l'action des muscles spinaux, et thoraco-abdominaux) et la jambe gauche tirée en haut se trouve ainsi raccourcie (raccourcissement extrinsèque) et par là même détachée du sol ; elle se porte en avant (action des fléchisseurs de la cuisse sur le bassin) et finalement se pose sur le sol.

3° *Phase de projection*. Pendant ce temps la jambe droite s'ouvre et s'étend dans ses différentes articulations et pousse ainsi en avant, projette en un mot, le centre de gravité suspendu en dessus d'elle jusqu'au moment ou l'autre jambe arrivant à l'appui passe du rôle passif à la fonction active (Giraud-Teulon).

Inutile d'ajouter que cette description en trois phases est schématique car les deux dernières s'enchevêtrent, la troisième commençant quand la seconde n'est pas encore terminée. De plus les oscillations de la jambe élevée ne sont pas purement passives et comparables à celles d'un pendule : l'intervention musculaire est nécessaire (fléchisseurs de la cuisse sur le bassin, de la jambe sur la cuisse, du pied sur la jambe). Extension au contraire du pied sur la jambe (du côté du membre opposé) pour amener des raccourcissements et des allongements intrinsèques ou pour mieux dire fonctionnels.

(1) Giraud-Teulon. Dict. encyc. des sc. méd. Art. Locomotion.

Duchenne (de Boulogne) a en effet montré que lors d'atrophie des muscles fléchisseurs de la cuisse sur le bassin, il faut une exagération dans l'élévation de l'os coxal et sa projection en avant, et par là même de l'appendice ilio-crural. Sans même être modifiées fonctionnellement, dans ses différentes phases, la marche peut l'être chronologiquement : la cadence du pas est alors détruite et on a ce qu'on a appelé le signe du maquignon.

Quoiqu'il en soit, ne voyons-nous pas dans la marche la combinaison successive de toutes les positions étudiées jusqu'ici dans l'appareil vertébro-pelvi-crural : rotation et inclinaison de l'axe rachidien, élévation d'une des extrémités de la ligne bicotyloïdienne et sa projection en avant : mobilisation consécutive de l'appendice ilio-crural aidée des raccourcissements intrinsèques et extrinsèques de ce même appendice.

APPENDICE

Application des données précédentes à l'étude symptoma-
tologique de la Coxalgie.

Ainsi que le comporte le titre de notre dissertation
inaugurale, et le cadre que nous nous sommes tracé, nous
n'entrerons pas dans de longs développements, sur ce
sujet qui pour être traité à fond exigerait un volume
entier. Nous avons seulement l'intention de montrer le
parti que l'on peut tirer des données que nous a fourni
l'étude du membre inférieur normal et la façon de le
mesurer.

Nous avons vu, en somme, qu'à l'état normal il n'y
avait pas d'allongement ni de raccourcissement réels,
qu'il n'y avait pas de déplacement réel du fémur sur le
bassin et réciproquement; en pathologie au contraire ces
lésions existent et au décours d'une coxalgie on peut
trouver : de l'allongement ou du raccourcissement anatomique, de l'allongement ou du raccourcissement réel,
toutes les variétés possibles d'allongement et de raccourcissement physiologiques intrinsèques et extrinsèques des
axes cruraux et ilio-cruraux.

Les combinaisons de ces allongements et de ces raccourcissements amènent des déformations complexes
qu'on ne peut démêler qu'à l'aide de l'analyse très minutieuse à laquelle nous nous sommes livrés.

M.   6

Ces modifications pathologiques, disons le de suite, ont
pour caractéristique d'être permanentes, ou du moins de
ne changer qu'après une période d'état plus ou moins
longue.

Les différentes situations vicieuses peuvent se ramener
à cinq formes que l'observation nous révèle :

1° Mouvement d'inclinaison antérieure, de flexion
totale ou de bascule, en vertu duquel l'orifice supérieur
de la cavité pelvienne regarde plus directement en avant
que de coutume. Ce mouvement s'exécute autour de la
ligne bicotyloïdienne et a pour effet d'accroître le sinus
de l'angle ouvert en haut que forme l'axe vertical du bassin avec l'axe du corps entier, ou, ce qui revient au même
de fermer l'angle fémoral ; il en résulte un raccourcissement apparent intrinsèque de l'axe ilio-fémoral.

2° Mouvement de balance ou de déviation bilatérale
en vertu duquel un os iliaque s'élevant, son congénère
s'abaisse d'une égale quantité et vice versa, ce mouvement
s'exécute autour d'une ligne fictive perpendiculaire à la
colonne vertébrale et qui traverserait d'avant en arrière
le disque interposé entre la deuxième et la troisième ver-
tèbre lombaire. En conséquence l'axe transversal du
bassin qui d'ordinaire rencontre à angle droit le plan
median antéro-postérieur du corps, va désormais le croiser obliquement de façon à former avec lui deux angles
opposés par le sommet et ouverts en dehors. La conséquence
peut être tout opposée suivant le cas : ici elle consiste en
un allongement extrinsèque apparent si c'est l'extrémité
de la ligne bicotyloïdienne correspondante au côté malade
qui s'est abaissée, là au contraire il y a raccourcissement

extrinsèque apparent (si c'est cette extrémité qui s'est élevée).

3° Mouvement d'inclinaison unilatérale, en vertu duquel un os iliaque monte ou descend tandis que l'autre demeure presque au même niveau. Ce mouvement a pour centre l'axe des articulations coxo-fémorales qui reste fixe. A partir de ce point la ligne bicotyloïdienne décrit à la manière d'un rayon un arc de cercle, et rencontrant l'axe vertical du corps, fait avec lui et le côté qui se déplace des angles variables mais qui cessent toujours d'être droits. Les modifications de longueur apparente sont les mêmes que ci-dessus, seulement elles sont unilatérales.

4° Mouvement de rotation bilatérale ou de torsion, en vertu duquel une moitié du bassin se portant en avant, l'autre moitié fuit en arrière. Ce mouvement se fait autour de l'axe longitudinal de la région. Les conséquences sont une déduction naturelle de ce que nous avons dit en étudiant le membre inférieur comme appendice du bassin : il y a allongement apparent extrinsèque du membre porté en avant et raccourcissement homologue de son congénère.

5° Mouvement de rotation unilatérale, en vertu duquel une moitié du bassin se porte en avant ou en arrière sans que l'autre paraisse changer sensiblement de position. Comme dans la troisième variété le centre de ce mouvement et l'articulation coxo-fémorale qui reste immobile la ligne bicotyloïdienne fixée par celle de ses extrémités qui correspond à ce centre de mouvement décrit des arcs de cercle qui portent la moitié opposée du bassin en avant ou en arrière. Cette fois le membre projeté en avant est le seul qui subisse un allongement apparent extrinsèque.

En résumé; il y a allongement apparent dans la coxalgie, abstraction faite des modifications de longueur anatomique et réelle, toutes les fois que l'extrémité bicotyloïdienne correspondant au côté malade est abaissée ou portée en avant; il y a raccourcissement toutes les fois que cette même extrémité est relevée ou portée en arrière.

Ce sont là, répétons-le, des raccourcissements ou des allongements extrinsèques (se faisant par l'intermédiaire de l'ilium sur lequel agissent les muscles pelvi-rachidiens): ils peuvent s'accompagner de modifications homologues ou opposées de l'angle ilio-fémoral antérieur.

Dans le premier cas les deux modifications extrinsèques s'ajoutent, il en résulte un effet plus accentué, dans le second elles se combattent, et l'effet est moindre. Parfois les efforts de la nature sont tels qu'il y a compensation. Pour ce faire le congénère du membre malade se prête aux circonstances et la colonne lombaire aussi. C'est qu'en effet les situations vicieuses, ou physiologicopathologiques correspondent presque toujours aux déplacements physiologiques normaux. Elles n'en diffèrent en réalité que par un seul point mais il est capital : leur prolongation indéfinie et forcée, et l'impossibilité où se trouvent malade et chirurgien de les faire disparaître instantanément. C'est là ce que reconnaîtra tout clinicien, pourvu qu'il soit un peu physiologiste.

Puisqu'on peut considérer ces situations comme analogues à des situations normales, les procédés de mensuration seront les mêmes.

Passons donc en revue les différents procédés mis en usage jusqu'à ce jour.

En 1823 Lisfranc (1), qu'on ne cite guère à ce propos, a le premier, croyons-nous, cherché pour les besoins de la médecine opératoire, à indiquer la position exacte de l'articulation.

Voici ce qu'il propose : faites partir de la région inférieure et antérieure de l'épine iliaque antéro-supérieure, une ligne de trois centimètres sept millimètres et demi de longueur. Elle descend parallèlement à l'axe de la cuisse. De sa partie moyenne part une autre ligne de un centimètre cinq millimètres d'étendue : elle se porte transversalement en dedans : son extrémité interne repose sur la face antérieure et interne de la tête du fémur.

L'épine antéro-inférieure de l'os des îles étant reconnue, une ligne d'environ un centimètre cinq millimètres qui en partira et qui descendra parallèlement à l'axe du membre arrivera sur la partie supérieure de l'article, etc...

Lisfranc propose encore d'autres lignes coudées partant de l'épine du pubis ou du grand trochanter et conduisant également sur les diverses régions de la tête fémorale.

Mais ces données supplémentaires, malgré leur précision apparente n'ont pas plus de valeur en pratique. Outre que ces données millimétriques ne peuvent convenir également à tous les sujets et à tous les âges, elles

(1) Mémoire sur un nouveau procédé opératoire pour pratiquer l'amputation coxo-fémorale. Arch. gén. de méd., 1823, et Précis de médecine opératoire, T. II, p. 376, 1846.

supposent possible, ce qui n'est pas, la détermination exacte du point de repère : épine pubienne, épine iliaque antéro-inférieure, grand trochanter, etc.

On peut dire que l'intention de ce procédé est bonne, mais que sa mise en œuvre est à peu près illusoire.

La même critique s'applique à d'autres propositions analogues. Le grand trochanter est plus accessible que la tête fémorale et si son rapport avec le sommet de celle-ci était constant, s'il était toujours possible de reconnaître rigoureusement son bord supérieur à travers les parties molles, ou pourrait le prendre comme point de terminaison supérieure de l'axe crural : malheureusement ces conditions éventuelles n'existent pas.

On a proposé, il est vrai, de reconnaître le sommet de cette apophyse non plus directement, mais par ses rapports supposés avec d'autres saillies osseuses, par exemple l'épine iliaque antéro-supérieure et l'ischion : Dans l'état normal il se trouve au milieu d'une ligne tendue entre les deux saillies osseuses précitées.

C'est sur cette donnée qu'est fondé le procédé de Nélaton, Roser ou Bonnet (?) (nous ne voulons pas ici trancher la question de priorité). Nous l'adopterions volontiers s'il était aussi facile qu'on le dit de retrouver un point précis de la tubérosité de l'ischion chez tous les sujets : mais la pratique journalière démontre qu'on peut faire là-dessus des erreurs assez considérables. Du reste Dolbeau (1) a montré que le grand trochanter était de huit à douze millimètres au-dessous

(1) Labbé, thèse de Paris, 1863.

depuis la naissance jusqu'à six mois, à son niveau vers l'âge de trois ans, et le dépassait ensuite un peu.

Le procédé proposé par Giraud-Teulon en 1854 est passible des mêmes objections puisqu'il choisit les mêmes points de repères. Du reste cette mensuration avec un compas dont on porte les résultats sur un tableau est un peu compliquée.

Crocq procède de la façon suivante : le malade étant couché sur le dos, et le membre malade aussi relevé que possible : il mène deux lignes transversales, l'une bi-iliaque, l'autre bitrochantérienne : si elles sont parallèles les modifications de longueur ne sont qu'apparentes, si elles ne le sont pas c'est que le fémur s'est déplacé en totalité, c'est qu'elles sont vraies. Deux objections à ce procédé : 1º s'il néglige toutes les modifications qui se passent dans la plus grande partie du membre inférieur ; 2º il suffit d'une simple rotation des fémurs en dedans pour rapprocher le grand trochanter de l'épine iliaque. Un correctif est donc au moins nécessaire, c'est qu'il faut mettre les deux membres en symétrie parfaite.

Les procédés de Parise, celui de Martin et Collineau que nous ne voulons pas exposer tout au long (1) sont passibles du reproche d'être compliqués et de nécessiter des appareils spéciaux.

Celui de Gaillard, de Poitiers, est plus simple et se rapproche un peu du nôtre : il place les deux membres symétriquement ; pose une ficelle fortement tendue par deux aides au-dessus des épines iliaques antéro-supérieures,

_____

(1) Voy. Dict. encycl. des sc. médic., art. Coxalgie, p. 191.

puis à l'aide d'une autre ficelle dont le milieu passe sous la plante du pied et les deux extrémités aboutissent à l'épine iliaque correspondante, il mesure comparativement les deux membres inférieurs, dans ce procédé la ficelle passe sur des saillies qui peuvent être fort inégales suivant le côté et qui n'ont rien à voir avec la longueur de membre.

En résumé ces procédés pèchent plus ou moins par deux points : complication et inexactitude.

Après cet exposé, il nous semble en effet que le procédé que nous avons décrit tout au long dans le chapitre qui traite du décubitus dorsal, échappe à ces critiques et réunit tous les avantages.

Simplicité extrême (deux ficelles peuvent suffire, mais deux attelles sont préférables), et rigueur suffisante, même au simple coup d'œil. Les longs développements dans lesquels nous sommes entrés nous dispensent de le décrire de nouveau.

Voyons donc ses applications dans la pratique et pour ce faire prenons les principaux types cliniques que nous offre la coxalgie, car ce que nous avons dit plus haut, sur les cinq formes principales des situations vicieuses n'a servi qu'à légitimer cette déduction : que les différentes positions observées dans la coxalgie ne sont que des positions normales devenues vicieuses par leur permanence.

Bonnet (1) a décrit avec raison trois positions dans la coxalgie, positions qu'on peut appeler *positions types* et

(1) Bonnet. Traité des maladies des articulations, 1845, p. 268.

auxquelles on peut ramener la presque totalité des cas que la clinique peut observer. Nous expliquerons plus loin cette restriction.

« La cuisse dans les coxalgies, dit-il, est constamment fléchie sur le bassin, ou en termes généraux l'axe de la cuisse et l'axe du bassin forment toujours en se rencontrant un angle ouvert en devant. Cet angle est ordinairement de 150 degrés. La cuisse ainsi fléchie, peut être dirigée directement en avant ou se dévier en dehors ou en dedans.

« De là trois positions principales de la cuisse dans ses rapports avec le bassin. »

1° La position dans laquelle la cuisse se fléchit directement sur le bassin sans s'incliner en dedans ou en dehors. Elle est extrêmement rare, nous n'y insisterons donc pas.

2° La position dans laquelle la cuisse fléchie est portée dans l'abduction. Elle est fréquente car il est peu de coxalgiques qui ne la présentent à un moment donné de leur évolution.

Etudions donc un sujet atteint de coxalgie avec abduction. Plaçons-le d'abord dans le décubitus dorsal. Voici ce que nous remarquons : soit par exemple le membre droit qui est malade : ce membre est disions-nous en abduction, et rotation en dehors ; l'épine iliaque correspondante est abaissée et portée sur un plan plus postérieur. Ce qui revient à dire qu'il y a abaissement de l'extrémité gauche de la ligne bicotyloïdienne et comme conséquence forcée un abaissement de même étendue du membre inférieur correspondant. La fente vulvaire ou

l'axe du pénis prolongés tombent sur la cuisse gauche :
il y a asymétrie du trident vulvo-inguinal ou de l'Y
inguino-scrotal, de plus comme l'angle ilio-fémoral antérieur est plus fermé qu'à l'état normal il y a de l'ensellure (solidarité de l'appareil vertébro-pelvi-crural), et
presque toujours (surtout dans les cas anciens), une courbure de la colonne lombaire à concavité gauche.

Or si l'on veut bien se reporter à la description que
nous avons donnée du décubitus dorsal asymétrique chez
le sujet normal, on verra qu'il y a identité :

Par conséquent le procédé de mensuration sera le
même dans les deux cas.

Or ce qui frappe dans cette attitude c'est l'allongement du membre droit : Reste à savoir s'il est apparent,
réel ou anatomique. Rien de plus simple : il faut d'abord
placer les deux membres (que nous avons comparés aux
piliers d'un portique dont la ligne biiliaque forme la
travée) en position parfaitement symétrique par rapport
à l'axe du corps, de façon à obtenir le schéma de la
figure III. Deux règles indiquent la ligne biiliaque et la
ligne bitalonnière : et d'un coup d'œil, on voit si elles
sont parallèles ou non. Si le parallélisme est obtenu c'est
qu'il s'agit de modifications purement apparentes. Si
elles ne le sont pas il faut passer en revue les causes
d'asymétrie du portique.

a) Inégalité des angles ilio-fémoraux antérieurs ou
latéraux (erreur par obliquation des fémurs qu'à signalée
J. Guérin, et toutes variations que nous avons appelées
intrinsèques). Il suffit de rétablir l'homologie pour voir
cesser l'asymétrie.

b) Une inégalité dans la longueur vraie de l'appendice ilio-crural (refoulement de la tête en bas et en dehors).

c) Une inégalité dans la longueur anatomique (hypertrophie fémorale et agrandissement de l'angle formé par le corps et le col du fémur (1).

Dans ces deux catégories d'allongement en dépit d'une symétrie parfaite l'inégalité persistera : mais, du reste, dans de minimes proportions, car les expériences des auteurs sur l'allongement par injections intra-articulaires, ont déterminé un allongement de quatre à cinq millimètres.

Pour différencier l'allongement (par refoulement de la tête) de l'allongemnt anatomique, il n'y a qu'un moyen, bien infidèle comme nous l'avons montré à cause de la difficulté à reconnaître le bord supérieur du grand trochanter : c'est de conduire le ruban métrique de ce point à la ligne bitalonnière, ou encore de tracer une ligne horizontale au-dessus de chaque trochanter et de voir si elles sont toutes les deux dans le même plan parallèle à la ligne bitalonnière.

Un autre côté non moins intéressant de cette identité des positions physiologiques et pathologiques. C'est qu'elles sont vraisemblablement sous l'influence des mêmes causes et dues à l'action des mêmes agents.

Or dans la situation physiologique c'est l'agent musculaire qui a le rôle principal, il doit donc en être ici de même. Le cadre de notre travail ne nous permet pas de développer ce point nous nous réservons de le faire plus tard.

(1) Parise : Archiv. méd., 1843.

2° Position dans laquelle la cuisse fléchie est portée dans l'adduction avec rotation interne. Soit la jambe droite. On observe encore exactement la morphologie du décubitus dorsal asymétrique décrit ci-dessus, mais en sens inverse: élévation de l'épine antéro-supérieure droite: donc traction en haut de l'appendice iléo-crural et son raccourcissement forcé : projection en avant de ladite épine iliaque; scoliose droite. Asymétrie des organes génitaux: le pli vulvaire ou l'axe du pénis prolongé tombent sur la cuisse malade.

Ici la mensuration est plus délicate, car les causes d'erreur sont plus difficiles à éviter. On ne peut évidemment placer les deux membres symétriquement par rapport à l'axe du corps, mais il est toujours possible de les mettre l'un contre l'autre dans une situation telle qu'il y ait égalité entre les angles ilio-fémoraux antérieurs, égalité entre les angles fémoraux tibiaux : l'œil juge si les lignes biiliaques et bitalonnières sont ou non parallèles : si elles le sont, le schéma du portique est représenté par la figure IV et par la figure VI si elles ne le sont pas.

Reste à savoir, comme précédemment, quelle est la cause de cette inégalité.

Une irréprochable juxtaposition des deux membres fait éviter l'erreur par inégalité intrinsèque. Reste la possibilité d'erreur par inégalité réelle dans l'axe iliocrural (luxation coxo-fémorale) ou inégalité anatomique (diminution de l'angle du corps et du col (Dzondi) (1) d'une brièveté du col, d'une atrophie du fémur.

(1) Dict. encycl. des sc. médic., art. Coxalgie.
Disons, à ce propos, que dans le courant du mois de novembre 1885

Ici, le ruban métrique doit être proscrit, il induit en effet en erreur, car mené de l'épine iliaque à la ligne bitalonnière, il accuse un allongement alors qu'il y a raccourcissement apparent (erreur par inégalité des angles ilio–fémoraux latéraux, ou ce qui revient au même par obliquation des fémurs). Nous pouvons donc dire que l'œil ici est le meilleur instrument ce qui justifie la préférence de M. Verneuil, et la nôtre, pour ce procédé de mensuration. Mais comment savoir si le raccourcissement est de la variété *intrinsèque réelle* ou de la *variété anatomique*? Il faut marquer la situation respective droite et gauche du bord supérieur du trochanter et de la crête iliaque placée au–dessus : on mesure (cette fois avec le ruban métrique) et, s'il y a égalité, c'est sur l'axe fémoro–tibial que siège l'inégalité.

Jusqu'ici nous avons supposé le sujet en décubitus dorsal : si nous le faisons lever, nous voyons apparaître nettemeut la position que nous avons décrite sous le nom de station bilatérale asymétrique, nouvelle preuve de ce que nous avons souvent répété ; que des attitudes ne sont vicieuses que par leur persistance et non par leur morphologie. Il est cependant une modification nécessaire et qui n'a pas été beaucoup signalée.

---

nous eûmes la bonne fortune de voir le professeur Verneuil faire une résection de la hanche pour une coxalgie à marche aiguë, dans laquelle on croyait à une luxation à cause d'un raccourcissement vrai de deux centimètres et demi, or la tête était parfaitement en place : il s'agissait évidemment d'une diminution de l'angle du col : d'ailleurs c'était un abcès sous-périostique du col et non une coxalgie. Les pièces réséquées ont été présentées à la Société anatomique.

Lors de l'abduction avec rotation en dehors du membre droit par exemple, ce membre en allongement apparent est fonctionnellement trop long : que fait le sujet (nous supposons le cas où l'attitude vicieuse est complètement fixe)? il corrige l'allongement extrinsèque (abaissement de la ligne bicotyloïdienne) par un raccourcissement intrinsèque (flexion fémoro–tibiale) (1).

Si nous faisons asseoir le sujet, nous aurons sous les yeux tous les caractères de la « session » asymétrique.

Cette fois les variations de longueur ne portent plus que sur le fémur.

a) Soit la position en adduction du côté gauche : le corps repose sur la fesse droite, l'épine iliaque gauche est sur un plan plus antérieur et plus supérieur, l'extrémité inférieure (devenue antérieure) du fémur, dépasse sa congénère par une conséquence obligée de la projection en avant de l'épine iliaque : torsion lombaire de gauche à droite et scoliose à convexité droite. En somme il y a allongement apparent à gauche or dans le décubitus dorsal il y avait raccourcissement apparent.

La mensuration ici se fait comme nous l'avons dit en remplaçant la ligne bitalonnière par la ligne bicondylienne, la figure obtenue est un parallélogramme (à moins bien entendu qu'il y ait des modifications de longueur absolue).

b) Soit la position en abduction, toujours, du côté gauche : nous avons vu que dans la station debout,

(1) Ce phénomène était très net chez un jeune coxalgique observé pendant notre internat chez M. Verneuil.

l'appendice ilio-crural était abaissé en masse et l'épine iliaque portée en arrière : aussi lorsque le malade s'assied sur la fesse droite voyons-nous l'épine iliaque gauche conserver sa situation en retrait et, partant, un raccourcissement apparent du fémur correspondant.

Nous avons dit, ci-dessus, que la triade de Bonnet ne comprenait pas toutes les positions que peut affecter un membre atteint de coxalgie. Néanmoins avec les moyens d'investigation que nous avons recommandés et le procédé de mensuration que nous préconisons, il est possible d'analyser les déformations complexes et de les apprécier. Le professeur Verneuil nous a communiqué entre autres ces deux-ci : 1° Fillette ayant un allongement apparent avec adduction rotation en dedans de la cuisse, supination de la jambe et projection de la pointe du pied en dehors pouvant faire croire à la rotation externe du membre tout entier ; 2° un autre coxalgique était atteint de subluxation du fémur avec flexion et adduction : il y avait raccourcissement réel, et cependant allongement fictif par abaissement du bassin du côté malade.

Ces faits montrent bien la complexité que peuvent revêtir certaines coxalgies, l'importance des variétés que nous avons établies dans les allongements et les raccourcissements, enfin l'utilité de leur appréciation à la vue, car le ruban métrique donnerait des résultats la plupart du temps erronés.

Pour terminer ces applications de la physiologie à la pathologie, faisons marcher un coxalgique. Si c'est au début, avant toute attitude vicieuse, il n'y a qu'un fonctionnement imparfait dans le jeu des muscles : la cadence du pas seule est troublée, c'est, nous l'avons dit, ce qu'on a appelé le signe du maquignon. Mais dans les cas anciens, la clinique nous apprend que la marche n'est possible que si l'articulation coxo-fémorale est immobilisée, par contracture des muscles ou ankylose peu importe, dans tous les cas la solidarité des deux pièces de l'appareil pelvi-crural est absolue. Ce sera dans la portion vertébrale de l'appareil vertébro-pelvi-crural que se passeront quelques mouvements supplémentaires ; naturellement le rythme de la marche en sera troublé.

Nous avons vu que lors d'allongement apparent dans le décubitus dorsal, il y avait raccourcissement apparent dans la station verticale par suite de la diminution dans les angles ilio-fémoral et fémoro-tibial, raccourcissement (intrinsèque) un peu compensé par une augmentation (également intrinsèque) de l'angle tibio-tarsien. Il s'ensuit qu'en définitive deux cas seulement se présentent : le membre inférieur est droit ou fléchi au niveau de son articulation coxo-fémorale, soit une coxalgie gauche et le malade voulant partir du pied gauche. Dans le premier cas (fort rare hâtons-nous de le dire) la flexion coxo-fémorale nécessaire au raccourcissement du membre ne pourra se faire, et par là même le raccourcissement intrinsèque se produire, il faut que l'os iliaque s'élève, d'où un raccourcissement extrinsèque compensateur. Ce raccourcissement existe à l'état normal, mais beaucoup moins accentué. Dans la première partie de la phase d'oscillation la cuisse se porte en avant, en se fléchissant, or comme ici ce mouvement est impossible, il faut une exagération dans le mouvement de projection de la jambe opposée, d'où une exagération générale dans la phase d'oscillation. Enfin au moment où la jambe gauche se pose comme elle a été très élevée elle s'abaisse d'autant plus, d'où une claudication plus ou moins marquée. Dans le second cas : (flexion de la cuisse) l'élévation du bassin et le mouvement de projection sont moins accentués, mais le membre inférieur étant fonctionnellement trop court la claudication a lieu également. De plus il y a toujours, à un degré variable de l'ensellure et de la scoliose compensatrices, ce qui donne au coxalgique un aspect plus ou moins grotesque. La scoliose est surtout manifeste dans l'adduction car l'obliquation, même légère, des fémurs amène un déplacement considérable de la base de sustentation et pour que l'équilibre soit stable le tronc doit se porter du côté affecté d'où une torsion rachidienne, d'où une saillie anormale de la fesse opposée, d'où enfin une déambulation bizarre avec frottement des deux cuisses l'une contre l'autre.

Nous venons de voir que le procédé préconisé pour calculer les variations de longueur à l'état normal était applicable, en tous points, à la coxalgie, nous devons ajouter qu'il est encore notre procédé de choix dans l'appréciation des modifications de longueur dans tous les autres cas où elles peuvent se présenter.

Dans les fractures du fémur, par exemple, quoi de plus simple que de disposer les membres symétriquement par rapport à l'axe du corps, les épines iliaques étant horizontales : deux traits de plume passant par ces épines indiquent nettement leur situation : une règle est appliquée sur les deux talons : d'un coup d'œil on voit l'absence ou

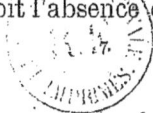

M.

l'existence du raccourcissement et son degré ; ou sans se servir de règle, la situation respective des deux talons donne des renseignements suffisants.

Même façon d'agir dans les luxations, l'atrophie du fémur, etc.

CONCLUSIONS

1° Avant de mesurer des changements de longueur il faut connaître la longueur moyenne normale, c'est ce qu'on a négligé de faire jusqu'ici :

2° Le membre inférieur normal a trois sortes de longueurs : la longueur anatomique qui n'est autre que la somme de trois segments du membre inférieur : elle est invariable; la longueur physiologique représentée par l'axe de l'appareil ilio-crural et la longueur fonctionnelle représentée également par l'axe fictif de l'appareil ilio-crural devenu support du tronc. Ces deux longueurs sont essentiellement variables et changeantes.

3° Ces longueurs n'ont pas besoin, pour être mesurées, de méthodes compliquées : la position du corps et deux cordes ou deux règles sont à la rigueur suffisantes.

4° Ces longueurs physiologique et fonctionnelle du membre inférieur subissent des modifications multiples que l'on peut ainsi diviser :

a) Allongement et raccourcissement physiologiques apparents et intrinsèques de l'axe crural.

b) Allongement et raccourcissement physiologiques apparents et intrinsèques de l'axe ilio-crural.

c) Allongement et raccourcissement physiologiques apparents et extrinsèques de l'axe ilio-crural.

5° Ces dénominations consacrées par l'usage, doivent être conservées quoiqu'elles fussent avantageusement remplacées par celles d'élévation et d'abaissement, de projection en avant ou de retrait en arrière de l'os iliaque.

6° Les modifications physiologiques de longueur du membre inférieur normal doivent être étudiées dans cinq conditions différentes : 1° un membre détaché du tronc; 2° en rapport avec le bassin; 3° en rapport avec son congénère et avec la colonne vertébrale (appareil vertébro-pelvi-crural); 4° à l'état de repos comme support de la masse corporelle; 5° à l'état d'activité comme agent de locomotion.

7° Grâce à ces données, l'étude de la symptomatologie de la coxalgie est très simplifiée et se comprend aisément car toutes les situations vicieuses que l'on peut y trouver ont leurs homologues dans l'état normal par conséquent les mêmes procédés de mensuration sont applicables aux uns et aux autres.

8° Le procédé de mensuration des variations de longueur dans la coxalgie est tout aussi efficace, naturellement, pour déceler les variations de longueur dans toutes les autres affections pouvant altérer en plus ou en moins la longueur du membre inférieur (fractures, luxations du fémur, etc.).

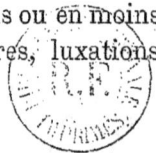

Havre. — Imprimerie du Commerce, 8, rue de la Bourse.

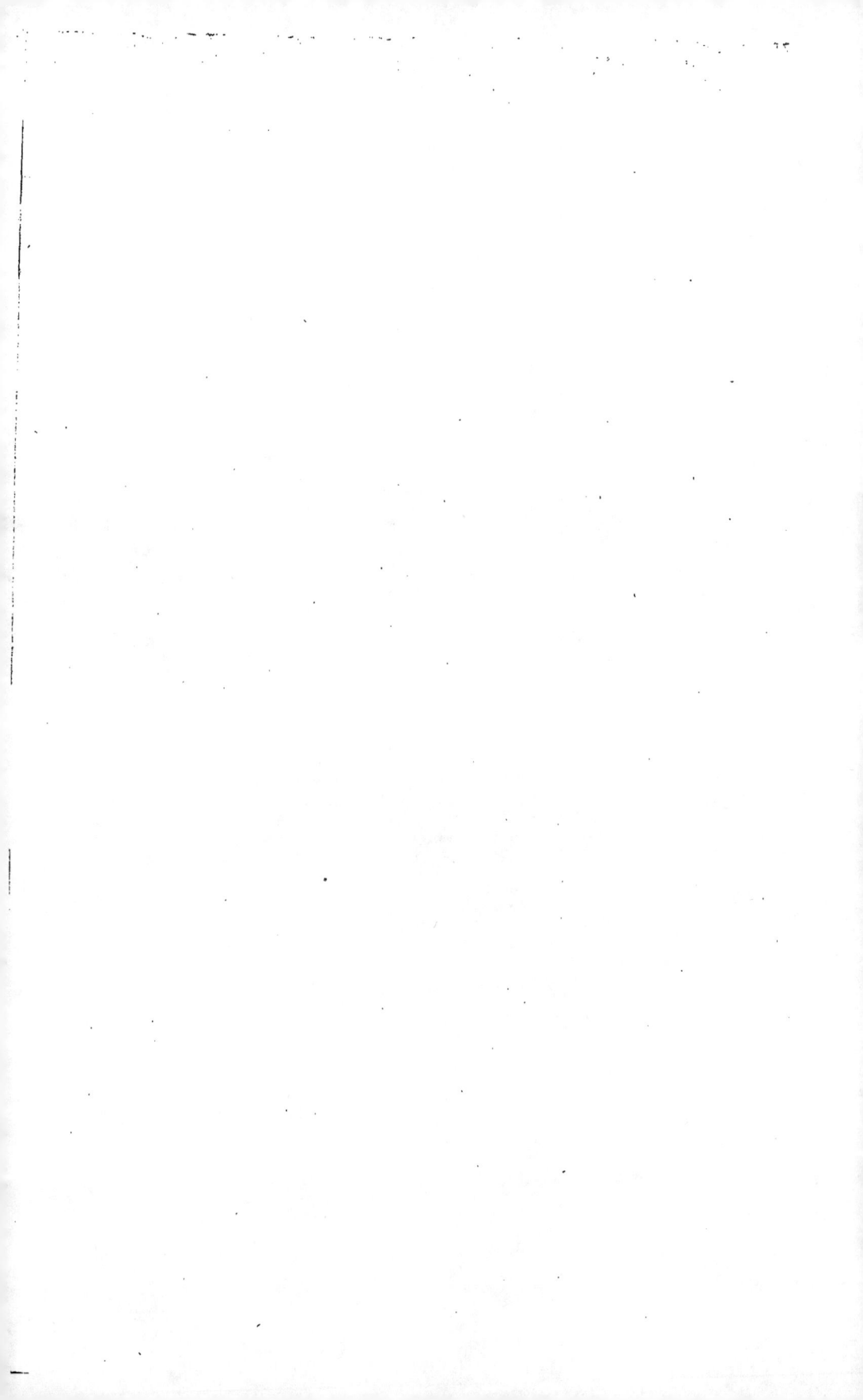

www.ingramcontent.com/pod-product-compliance
Lightning Source LLC
Chambersburg PA
CBHW071104210326
41519CB00020B/6153